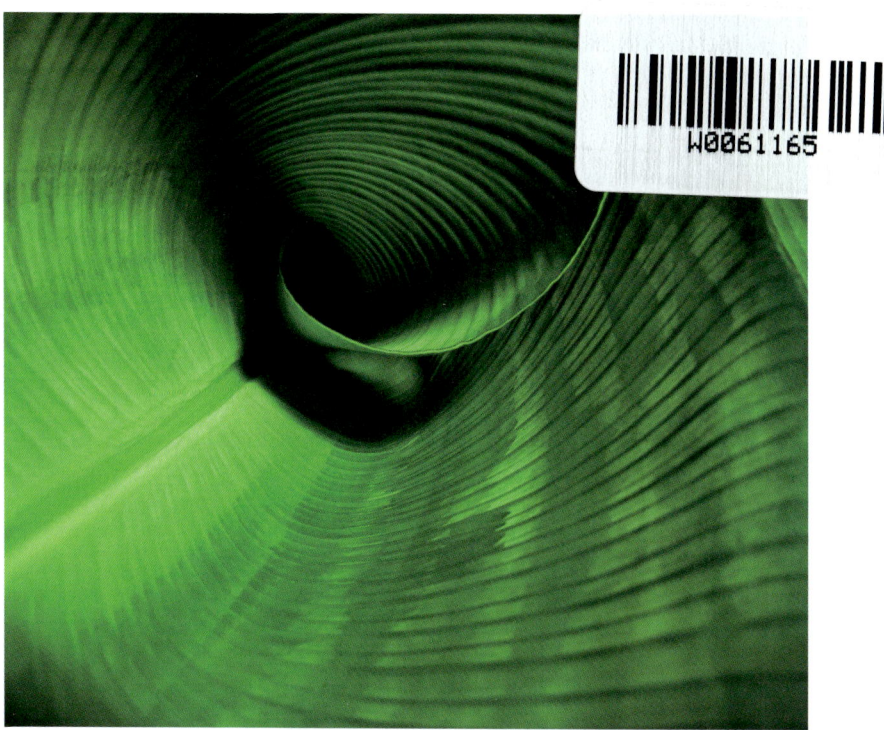

Alle Informationen in diesem Buch wurden nach bestem Wissen erstellt. Die Angaben erfolgen ohne Verpflichtung oder Garantie des Autors und des Herausgebers. Er übernimmt keine Verantwortung und Haftung für etwa vorhandene Unklarheiten und inhaltliche Unrichtigkeiten. Die Forschung ist auf diesem Gebiet noch im Fluss.

Die gegebenen Hinweise und Empfehlungen zur Selbsthilfe können bei schweren Erkrankungen den Arzt oder Heilpraktiker nicht ersetzen. Es empfiehlt sich deshalb immer, eine zusätzliche medizinische Diagnose vom Behandler einzuholen und sich von diesem therapeutisch begleiten zu lassen.

11. Auflage 2020
© Copyright Verlag Ernährung & Gesundheit
Schmautzer-Büchl-Weg 19
82266 Inning am Ammersee

ISBN 978-3-927676-20-6

Inhalt

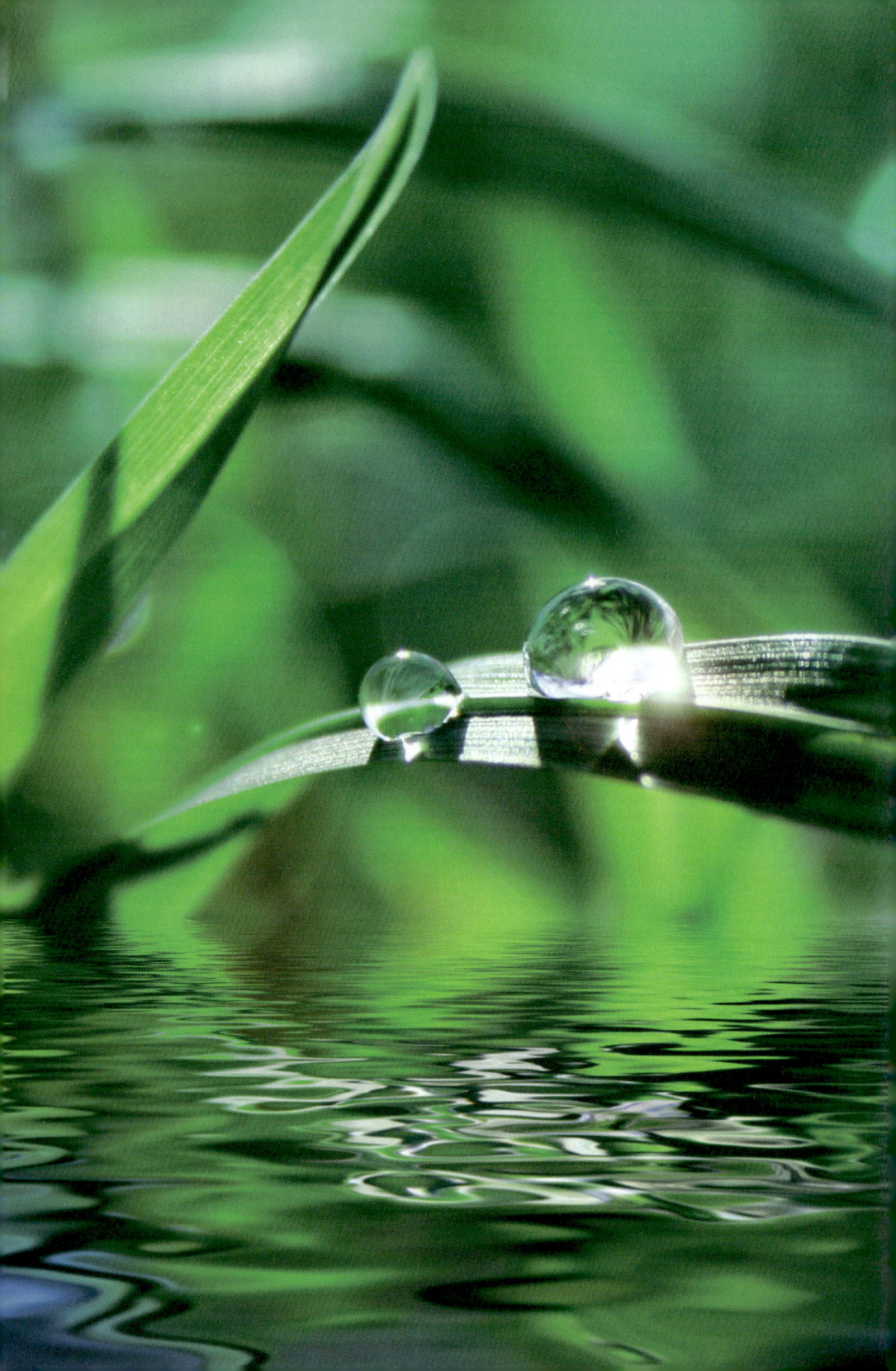

Einleitung

> *„In ihren Gebeten erbitten die Menschen*
> *Gesundheit von den Göttern.*
> *Dass sie die Macht dazu in sich selber tragen,*
> *wissen sie nicht.“*   Demokrit (460 - 370 n. Chr.)

Fragt man Menschen nach ihren Wünschen, dann steht Gesundheit meist an erster Stelle. Übersetzt man das Zitat von Demokrit in die heutige Zeit, würde es lauten:

„Die Menschen erbitten Gesundheit von den Halbgöttern in weiß (Ärzte & Pharmazeuten).
Doch letztendlich ist jeder für seine Gesundheit selbst verantwortlich!“

Glücklicherweise wird mehr und mehr erkannt, dass jeder selbst aktiv etwas dazu beitragen kann. Die Ursachen von Erkrankungen sind aus Sicht der Naturheilkunde und Ganzheitsmedizin weitestgehend bekannt. Allein durch mehr Bewegung, eine bessere Ernährung, Entschlackung und tägliche Entspannung könnten wahrscheinlich mehr als die Hälfte aller Erkrankungen vermieden werden.

Dieses Buch vermittelt Ihnen viel Wissen über einfache, preiswerte und effektive Naturheilmittel.

Ich stelle Ihnen natürliche Mittel vor, die in jede Hausapotheke, in jede Küche und in jeden Haushalt gehören. Sie wirken nicht gegen eine bestimmte Krankheit, sondern für die Gesundheit. Sie können diese Gesundheitsmittel sowohl vorbeugend als auch bei unterschiedlichen Beschwerden einsetzen. Ich nenne sie gerne „Universalmittel“, da sie ein sehr breites Anwendungsspektrum haben. Mancher wird möglicherweise an dieser Stelle ungläubig den Kopf schütteln. Pflanzliche Mittel, die man bei Allergien, Diabetes, Rheuma, Arthrose, Migräne und Asthma ebenso nehmen kann wie bei Krebs oder Multiple Sklerose?

Der heutigen Schulmedizin ist so ein Ansatz völlig fremd. Hier verordnet man für jedes Symptom ein „Gegen-Mittel“. Bei Bluthochdruck einen

Blutdrucksenker, bei hohem Cholesterinspiegel einen Cholesterinsenker, bei Infektionen Antibiotika (Anti = gegen; bios = Leben) bei Tumoren gibt man Zellgifte (Chemotherapie).

Die Naturheilkunde hat eine andere Herangehensweise. Hier ist man bestrebt, die Abwehrkräfte zu stärken, den Organismus mit allen wichtigen Vitalstoffen zu versorgen, den Körper zu entgiften, den Darm zu sanieren, den Säure-Basenhaushalt zu regulieren, die Zellgesundheit zu optimieren und weiteres mehr. Es geht darum, das Milieu zu verändern, so dass Krankheiten kaum eine Chance haben, sich zu manifestieren. Wenn Sie übersäuert sind, mit Schwermetallen belastet oder einen Vitamin-/Mineralstoffmangel haben, bietet das Krankheiten einen optimalen Nährboden. Die Lebensmittel, die ich in diesem Buch empfehle, schaffen einen Nährboden (Milieu) für Gesundheit.

Seit Louis Pasteur geht man in der Medizin davon aus, dass die Ursachen von Krankheiten rein äußerlich sind. Viren und Bakterien sind sicherlich Co-Faktoren von vielen Erkrankungen, doch viel wichtiger ist die Frage: „Wer ist stärker - das Bakterium oder mein Abwehrsystem?" Dies hat schon Antonie Béchamp, ein Zeitgenosse von Pasteur erkannt. „Die Mikrobe ist nichts, das Milieu ist alles", war sein Motto. Erst auf seinem Todesbett hat Pasteur zugegeben, dass Béchamp recht hat. Es gibt in der Naturheilkunde viele Wege, um diese Milieuveränderung herbeizuführen. Auf den nachfolgenden Seiten stelle ich Ihnen viele Möglichkeiten vor, die Sie zuhause eigenverantwortlich und frei von Risiken und Nebenwirkungen durchführen können.

Betrachten Sie dieses Buch als eine Art „Gesundheitsbuffet".
Suchen Sie sich das heraus, was Sie anspricht!

Jedes einzelne Kapitel enthält viele wertvolle Tipps. Sie müssen nicht auf einen Schlag ihr ganzes Leben verändern oder ihre Ernährung radikal umstellen. Manchmal bewirken schon kleine Veränderungen sehr viel. Zum Beispiel mehr Obst und Gemüse... oder täglich einen Spaziergang... oder morgens und abends einen besonderen Kräutertee trinken.

Tun Sie das, was Ihnen Spaß macht, das, wozu Sie innerlich ja sagen können und was Ihnen gut tut. Möge Ihnen dieses Buch ein wertvoller Ratgeber auf dem Weg zu besserer Gesundheit und mehr Lebensfreude sein.

Reiner Otto Schmid, Januar 2020

Gesundheit muss bezahlbar bleiben

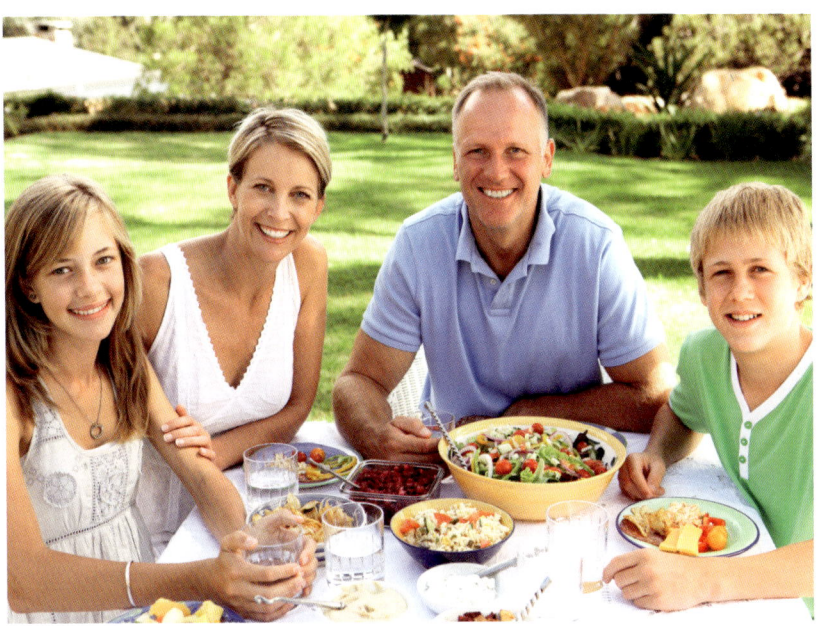

Zur Zeit kostet unser Krankheitssystem (von einem Gesundheitssystem kann man in diesem Zusammenhang wirklich nicht sprechen) unglaubliche 374 Milliarden Euro (Stand 2017). Eine immense Summe! Das sind pro Kopf umgerechnet 4.330 Euro. Gesünder werden die meisten nicht. Unsere „moderne" Medizin erlaubt es lediglich, länger krank zu sein.

Diese 374 Milliarden Euro, die unser Krankheitssystem verschlingt, beziehen sich nur auf die direkten Behandlungskosten. Der volkswirtschaftliche Schaden durch verlorene Arbeitszeit ist da noch gar nicht berücksichtigt.

Vorbeugen ist einfacher als Heilen. Jeder weiß das, doch nur wenige setzen es in die Tat um. Im alten China und im antiken Griechenland bekamen die Ärzte nur Geld, wenn die Leute gesund blieben. Auf diese Weise war zumindest das Bestreben von Seiten der Ärzte zur Gesunderhaltung vorhanden.

Natürlich gibt es auch gute Ärzte, keine Frage. Aber schon Dr. Bruker hat vor rund 20 Jahren beklagt, dass es immer weniger Ärzte, dafür aber immer mehr Mediziner gibt. „Wo ist der Unterschied?", werden Sie sich fragen. Ein Arzt nimmt sich Zeit für seine Patienten. Er versucht die Ursache einer Erkrankung herauszufinden. Er wird mit nebenwirkungsfreien Methoden wie zum Beispiel Akupunktur, Homöopathie, Heilpflanzen, Darmsanierung, Entgiftung, Ernährungstherapie und Ähnlichem arbeiten. Ein Mediziner hat im Schnitt nur wenige Minuten Zeit für Sie. Gerade lange genug, um ein symptombezogenes Rezept auszustellen. Damit degradiert er sich selbst zum verlängerten Arm der Pharmaindustrie.

> *„Was bringt den Doktor um sein Brot?*
> *a) die Gesundheit*
> *b) der Tod*
> *drum hält der Arzt, auf dass er lebe,*
> *uns zwischen beiden in der Schwebe!"*

Eugen Roth

Das Wunder der Gesundheit

Wenn die Ursache einer Erkrankung gefunden und beseitigt wird, dann macht sich eine Besserung manchmal in recht kurzer Zeit bemerkbar. Natürlich kommt es meist auch darauf an, wie lange die Erkrankung schon besteht. Ein Schnupfen lässt sich verständlicherweise schneller und einfacher behandeln als Krebs. Und doch ist eine Tumorerkrankung nicht unheilbar. Wichtig ist allerdings, dass Sie selbst etwas für Ihre Gesundheit tun. In den letzten 20 Jahren habe ich sehr viele Menschen mit schweren Erkrankungen wie Tumore, MS, Rheuma, Autoimmunkrankheiten etc. kennengelernt, die mit Hilfe natürlicher Mittel wieder gesund wurden. Zum Teil waren sie schon von der Medizin aufgegeben worden.

Alle Geheilten hatten folgende Gemeinsamkeiten:

1. Sie hatten alle selbst den Willen und den Wunsch, wieder zu genesen.
2. Sie haben alle selbst aktiv etwas für ihre Gesundheit getan.
3. Sie haben alle mehrere Maßnahmen ergriffen, um wieder gesund zu werden.

In der Naturheilkunde spricht man auch von dem Synergie-Effekt. Synergie bedeutet, dass sich mehrere Maßnahmen oder Naturheilmittel gegenseitig ergänzen und potenzieren. In der Sprache der Mathematik ausgedrückt: Wenn man drei gute Mittel miteinander kombiniert ist 1 + 1 + 1 nicht 3, sondern möglicherweise 7 oder 8.

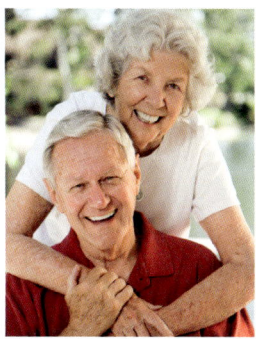

Die Naturheilmittel, die ich empfehle, sind natürlichen Ursprungs und sie haben keine Nebenwirkungen. Wechselwirkungen treten durch den Synergie-Effekt im positiven Sinne auf.

Dieses Buch ist nicht nur für kranke Menschen geschrieben, sondern auch für alle, die bis ins hohe Alter gesund bleiben möchten. Ich bin felsenfest davon überzeugt, dass es möglich ist, auch im Alter fit und vital zu sein.

Älter werden heißt nicht zwangsläufig krank werden!

Vielleicht haben Sie schon von der japanischen Insel Okinawa gehört. Dort kennt man keine Altersheime. Die Menschen auf dieser Insel arbeiten noch mit über 100 Jahren im eigenen Garten und sind auch voll in die Gesellschaft integriert. Ähnlich verhält es sich mit den Hunzas, einem Volk, das keine Krankheiten kennt.

Als Forscher im vergangenen Jahrhundert dieses Gebirgsvolk im Norden Pakistans besuchten, trauten sie ihren Augen nicht. Auch hier waren die über 100-Jährigen noch sehr vital. „Was für Japan und für ein Gebirgsvolk fernab jeglicher Zivilisation gilt, muss noch lange nicht auf unsere Region zutreffen", werden Sie vielleicht denken. Falsch! Die älteste Bürgerin Europas verstarb vor wenigen Jahren im Alter von 124 in Südfrankreich. Eine Frau aus Portugal wurde immerhin 115 Jahre alt.

Johannes Heesters stand selbst mit 105 Jahren noch auf der Bühne und begeisterte sein Publikum. Und unser Ex-Bundeskanzler Helmut Schmidt ist mit über 95 noch in Talk-Shows präsent, schreibt Bücher und erfreut sich bester Gesundheit trotz seines hohen Zigarettenkonsums.

Die Ursachen von Gesundheit

Die Grundpfeiler der Gesundheit sind weitestgehend bekannt. Sie alle wissen, dass vor allem gesunde Ernährung, Bewegung und Erholung, ausreichend Schlaf und weitere Faktoren wichtig sind. Und doch läuft heutzutage irgend etwas schief. Vor rund 100 Jahren erkrankten gerade mal zwei von 100 Menschen an Krebs. Heute bekommt bereits jeder vierte Krebs, und die Mediziner gehen davon aus, dass in wenigen Jahrzehnten jeder Zweite an Krebs sterben wird.

Hinzu kommt: Eine Krankheit kommt selten allein. Wenn man an Übergewicht leidet, dann steigt gleichzeitig das Risiko für Diabetes, Gelenkbeschwerden, Bluthochdruck, Schlaganfall und Herzinfarkt. So lässt es sich erklären, dass es in Deutschland mehr Behandlungen gibt als Einwohner.

Im Jahr 2013 entfielen auf die 82,6 Millionen Bundesbürger laut Krankenkassen folgende Behandlungen:

- 25 Mio. Behandlungen von Allergien und Hautkrankheiten

- 5 Mio. Behandlungen von Knochenerkrankungen

- 8 Mio. Behandlungen von Diabetes
  (die Dunkelziffer an Erkrankten ist viel höher)

- 9 Mio. Behandlungen von Burn-out

- 24 Mio. Behandlungen von Übergewicht

- 3,8 Mio. Behandlungen von Schlafstörungen

- 35 Mio. Behandlungen von Kreislauferkrankungen (Bluthochdruck)

- 14,6 Mio. Behandlungen von Rheuma, Gicht und Osteoporose

- 1,5 Mio. Behandlungen von Herz- und Kreislauferkrankungen

- 35 Mio. Behandlungen von Übergewicht / Adipositas (Fettsucht)

- 10 Mio. Behandlungen von neurovegetativen Erkrankungen
  (z. B. Migräne)

Krank durch Zufall?

Wenn Sie Ihren Arzt nach den Ursachen Ihrer Erkrankung fragen, wird er in der Regel sagen: „Man weiß es nicht…"

Man weiß es schon, doch erfahren Ärzte in ihrem Studium wenig über die Ursachen von Erkrankungen. Ärzte lernen in ihrer Ausbildung viel über die Symptome der 30.000 verschiedenen Krankheiten. Leider gibt es im Lehrplan bis heute das Fach „Gesundheitslehre" nicht.

Zum Glück gibt es Naturärzte, Heilpraktiker und Gesundheitsberater, die sich intensiver mit dem Thema Gesundheit auseinandersetzen. Allerdings muss man sie oft suchen, wie die Stecknadel im Heuhaufen!

TIPP: *Werden Sie selbst zum Gesundheitsexperten!*
                Tragen Sie selbst Verantwortung für Ihre Gesundheit!

In den letzten Jahrzehnten hat sich die Mentalität breit gemacht, dass Ärzte, Kliniken und Krankenkassen für unsere Gesundheit verantwortlich sind. Doch wenn Sie regelmäßig Zeitung lesen, ist Ihnen bekannt, dass dieses System bereits am Kippen ist. Obwohl Jahr für Jahr steigende Milliardenbeträge in das Krankheitssystem gepumpt werden, nehmen die Erkrankungen deutlich zu.

Von den 374 Milliarden, die unser Krankheitssystem verschlingt, fließt nur ein Prozent in die Prävention. Welch ein Wahnsinn: Für die symptomatische Behandlung von Krankheiten werden 99 % ausgegeben, während für die Erhaltung der Gesundheit nur ein Prozent zur Verfügung steht. Ich hoffe, Sie machen das besser als unsere Politiker.

Die beste Investition ist die in Ihre Gesundheit. Wenn Sie monatlich 100,- € in eine Lebensversicherung investieren und vor dem Erreichen des Rentenalters sterben, haben Sie rein gar nichts davon.

Gesundheit ist ein wichtiger Faktor für Lebensqualität. Daher lohnt es sich, selbst aktiv etwas für die eigene und für die Gesundheit der Familie zu tun.

Für immer gesund?

*„Es gibt nur eine einzige Krankheitsursache –
den Verstoß gegen Naturgesetze!"*

Paracelsus

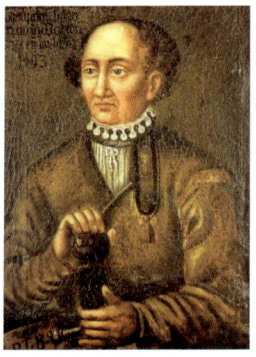

Paracelsus

Die Worte von Paracelsus haben noch heute
Gültigkeit. Gifte in der Landwirtschaft, gen-
manipulierte Nahrungsmittel, Mikrowellen,
Quecksilberfüllungen in den Zähnen ... – die
Liste ließe sich beliebig fortsetzen.

Selbstverständlich will niemand in die Steinzeit
zurück, doch sollten wir versuchen, so weit wie
möglich naturnah zu leben.

Biologisch angebaute Lebensmittel statt In-
dustrienahrung, Heilpflanzen statt synthetische
Medikamente, Bewegung in der Natur anstatt
stundenlang vor dem Fernseher zu sitzen.

Trotz Ihrer Bemühungen um eine gesunde Lebensweise kann es sein, dass
Sie zwischendurch auch mal krank werden. Oder es gibt Zeiten, in denen
Sie einfach nicht so ganz fit sind.

Gesundheit ist ein dynamischer Prozess.

Wichtig ist, dass die körperliche Regulationsfähigkeit verbessert wird. So
kann Ihr Körper angemessen auf Reize reagieren und sich selbst heilen.

*„Spätestens mit 50 sollte jeder
sein eigener Arzt geworden sein!"*

Reiner Otto Schmid

Gesund durch den Indianertee Flor·Essence

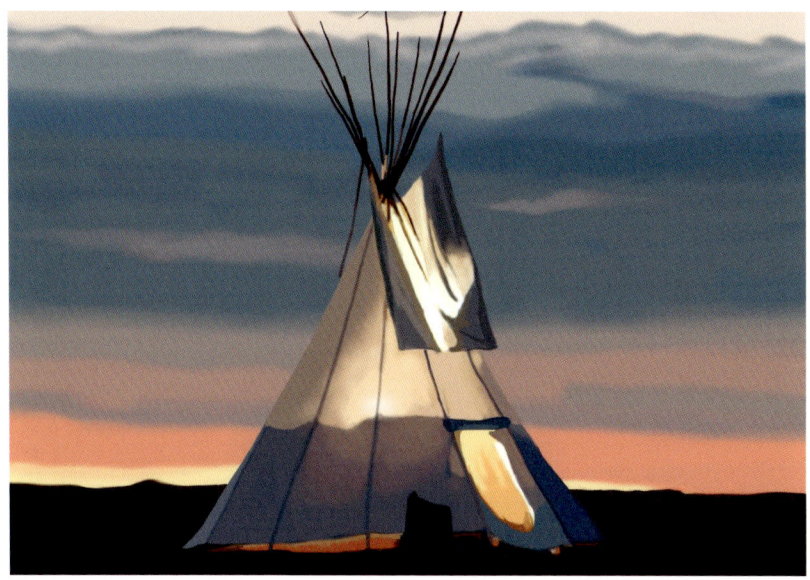

In der heutigen Zeit werden wir mit vielen Giftstoffen konfrontiert, die für frühere Generationen überhaupt kein Thema waren.

Noch zu Goethes Lebzeiten hat es ausgereicht, hin und wieder eine Entschlackungskur zu machen. Der Dichterfürst reiste in regelmäßigen Abständen mit der Kutsche nach Karlsbad, um sich dort einer Darmreinigungskur zu unterziehen.

Fasten- und Darmreinigungskuren sind auch heute noch zu empfehlen, aber das alleine reicht nicht mehr. Für die Vielzahl an Giften, mit denen wir heute belastet sind, braucht es spezielle Ausleitungsverfahren. Schwermetalle, Pestizide, Kunststoffe etc. können nur mit ganz bestimmten Methoden wieder aus dem Körper ausgelöst werden.

Mittlerweile gibt es sogar den Beruf des Umweltmediziners. Auch viele Heilpraktiker haben sich auf die Ausleitung von Toxinen, wie Gifte im Fachjargon genannt werden, spezialisiert.

Viele Entgiftungs- und Entschlackungsmethoden können Sie jedoch auch alleine zuhause anwenden.

Ich empfehle immer, die Verfahren abzuwechseln. So ist gewährleistet, dass Sie die unterschiedlichsten Gifte wieder loswerden. Kuren und Entgiftungsmittel, die ich Ihnen in diesem Buch vorstelle, sind alle für zuhause geeignet.

In diesem wichtigen Kapitel über Entgiftung stelle ich Ihnen einige Gesundheitsmittel vor, die universell einsetzbar sind. Wahre Alleskönner, Allrounder, die in jeder Hausapotheke, in jeder Küche, in jedem Haushalt vorhanden sein sollten.

Das effektivste Entgiftungsmittel, das ich kenne, ist der Kräutertee Flor·Essence. Das Rezept ist uralt. Es wurde bereits von den Indianern verwendet, um die Selbstheilungskräfte anzuregen.

In Kanada und den USA wurde der Tee bekannt, weil er unzähligen Krebspatienten wieder zur Gesundheit verholfen hat. Die Erfahrung hat jedoch gezeigt, dass Flor·Essence nicht nur bei Krebs, sondern auch bei allen anderen Krankheiten eine große Hilfe sein kann.

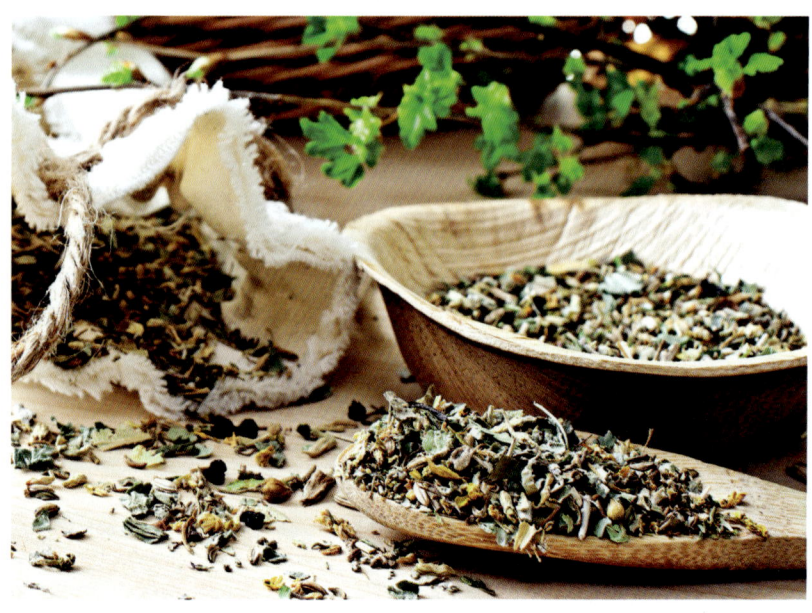

Die Zeitschrift NATUR UND MEDIZIN, herausgegeben von der Karl und Veronica-Carstens-Stiftung, hat die Wirkungsweise und die spannende Geschichte von Flor·Essence sehr gut in einem Artikel zusammengefasst:

Hilfe für das Immunsystem aus alter Zeit für den modernen Menschen

Alles begann 1922 im kanadischen Haileybury, Ontario. Am dortigen Sisters-of-Providence-Spital arbeitete damals eine 33-jährige Krankenschwester namens René Caisse.

Eines Abends, als Schwester René ihren Pflichten nachging, entdeckte sie eine ältere Frau mit sonderbar vernarbter Brust. Irgend etwas drängte die Oberschwester dazu, die Frau darauf anzusprechen, obwohl das sonst nicht ihre Art war. Sie konnte nicht wissen, dass diese Frage ihr ganzes Leben verändern und der Menschheit ein kraftvolles Heilmittel schenken sollte.

So erzählte ihr die alte Dame bereitwillig von damals, als man bei ihr Brustkrebs diagnostiziert hatte. Das war nun schon 20 Jahre her. Sie war gerade nach Kanada eingewandert, als sich die Brust verhärtet hatte. Sie lebte im Gebiet der Ojibwa-Indianer und konnte die Freundschaft eines alten Medizinmannes gewinnen. Dieser bot ihr einen Heiltrank aus bestimmten Kräutern an, dessen Zusammensetzung von seinen Vorfahren an ihn weitergereicht wurde. Doch die Frau vertraute dem Indianer nicht und begab sich nach Toronto in medizinische Behandlung, wo man ihr sogleich die Brust amputierte.

Für weitere Behandlungen fehlte aber das Geld und so war sie dann doch noch bereit, es mit diesem indianischen Gebräu zu versuchen. Täglich zweimal musste sie von dem Tee trinken.

Ein Jahr später fühlte sie sich wieder gesund und heute zähle sie 80 Jahre und habe keinen Krebs mehr, erzählte sie der Krankenschwester. René bat um das Rezept des Kräutertrankes und schwor sich, dieses Mittel unter die Menschen zu bringen, falls es wirklich eine so unglaubliche Wirkung hatte. In den folgenden zwei Jahren machte sie erste positive Erfahrungen. Und dann erkrankte ihre Tante an Krebs. Diese weigerte sich, eine schmerzhafte Strahlen- oder Chemotherapie zu machen, lieber wollte sie sterben. Danach sah es auch aus, denn sie hatte Krebs im Endstadium.

Schwester René bat den behandelnden Arzt um die Erlaubnis, bei ihrer Tante den Indianertee anwenden zu dürfen. Skeptisch willigte der Arzt ein, er hatte ja keine Alternative. Schon nach zwei Monaten ging es der Tante besser. Sie sollte noch ganze 21 Jahre leben.

Acht weitere Ärzte hörten von dem wunderbaren Kräutermittel und schickten ihre todgeweihten Patienten ebenfalls zu Schwester René.

Es spricht für sich, dass die neun Ärzte bald eine Petition an das Kanadische Gesundheitsamt schrieben: „Wir glauben, dass die Krebsbehandlung der Schwester Caisse keinen Schaden anrichten kann, dafür aber schmerzlindernd wirkt und das Geschwürwachstum vermindert und somit das Leben in hoffnungslosen Fällen verlängert. Wir verbürgen uns dafür, dass ihr nur Fälle übergeben wurden, bei denen jede andere medizinische oder chirurgische Methode versagt hat. Doch selbst dann konnte sie noch bemerkenswerte Heilungserfolge vorweisen.

Wir wünschen, dass man ihr die Möglichkeit gibt, ihre Behandlung auf einer größeren Basis unter Beweis zu stellen. Soweit wir wissen, hat sie von keinem Patienten je Geld angenommen, die sie in den letzten zwei Jahren behandelt hat."

Die Behörde reagierte prompt und schickte zwei Ärzte zu René Caisse. Als sie erfuhren, dass die Schwester mit neun der renommiertesten Ärzte zusammenarbeitete, waren sie tief beeindruckt. Einer der beiden ermöglichte es René, Versuche an krebskranken Mäusen durchzuführen. Mit ihrem Mittel konnte sie die Mäuse 52 Tage am Leben erhalten, länger, als alle anderen Forscher es fertig brachten.

Mittlerweile hatte das Kräutermittel auch einen Namen: Essiac, was einfach die Umkehrung ihres Familiennamens Caisse ist. Schwester René lebte nur noch für ihre Patienten. Zwischen 30 und 50 waren es nun täglich. Sie gab ihren Job im Krankenhaus auf und mietete sich in Toronto eine Wohnung, um ihren Patienten nahe sein zu können. Von keinem verlangte sie Geld, sondern war zufrieden mit dem, was man ihr gab.

1934 überließ ihr dann der Stadtrat von Bracebridge, Ontario, ein altes Hotel, in dem sie eine Krebsklinik eröffnete.

Bald war dieses Haus eine Oase der Hoffnung für die Hoffnungslosen und die Menschen standen Schlange bis auf die Straße hinaus.

Eines Tages brachte man Schwester Renés eigene Mutter in die Klinik. Die 72-Jährige litt an einem inoperablen Leberkrebs. Spezialisten hatten ihr nur noch wenige Tage gegeben. René gab ihrer Mutter die Kräutermischung, ohne ihr zu sagen, wie es wirklich um sie stand. Diese erholte sich schnell und sollte erst mit 90 Jahren sanft entschlafen. Schwester René sagte später einmal: „Das entschädigte mich für alle Mühen. Dank des Indianertees waren meiner Mutter noch 18 Jahre eines gesunden Lebens vergönnt. Das hat mir die Kraft gegeben, all diese Verfolgungen

durchzustehen, die ich von vielen Medizinern erfahren habe." Der Erfolg von Caisses Krebsklinik sprach sich weit herum.

1936 erhielt Schwester René gar einen Brief von Sir Frederick Banting, dem Mitentdecker des Insulins und einem der bedeutendsten Wissenschaftler der Welt, worin stand: „Miss Caisse, ich möchte nicht sagen, Sie hätten ein Heilmittel gegen Krebs, doch Sie haben mehr Beweise für eine positive Wirkung auf Krebskranke als irgend jemand auf der ganzen Welt."

In René Caisses Krebsklinik konnten viele Menschen geheilt werden. Dennoch war Schwester René in den folgenden Jahren den ständigen Anfeindungen von Behörden und Ärzten ausgesetzt und wurde am Ende gar gezwungen, ihre Klinik zu schließen.

Schließlich, 1959, wurde Dr. Charles Armao Brusch auf den Indianertee aufmerksam gemacht. Brusch war einer der bedeutendsten Ärzte Amerikas sowie Leibarzt und Vertrauter John F. Kennedys. Schnell war er von der Wirkung des Kräutertees überzeugt und überredete die mittlerweile 70-jährige René Caisse, mit ihm nach Cambridge (USA) zu kommen, wo sie gemeinsam an seinem medizinischen Institut an der Kräuter-Essenz weiterforschen sollten.

Schon nach drei Monaten hatte sie die Ärzte an der Brusch-Klinik davon überzeugt, dass die Essenz aus acht Kräutern wirklich Heilwirkungen auf Krebs hat. Zusammen mit Dr. Brusch (der große Kenntnisse in der Kräuterlehre besaß) forschte sie nun intensiv an einer Verbesserung des indianischen Heilmittels.

Eine Umfrage unter ehemaligen Patienten, die alle vor 14 bis 30 Jahren mit dem heiligen Trank der Indianer behandelt und geheilt wurden, ergab, dass bei keinem der Krebs später wieder ausgebrochen war.

Das Establishment ließ aber nicht locker und diskreditierte die Kräutermischung weiterhin. Es war offensichtlich, dass der Tee niemals als Krebsmittel zugelassen würde.

Doch vielleicht gab es ja einen völlig anderen Weg. Und diesen Weg sollte Elaine Alexander eröffnen.

Sie war eine bekannte kanadische Rundfunkreporterin, die weit beachtete Gesundheitssendungen moderierte.

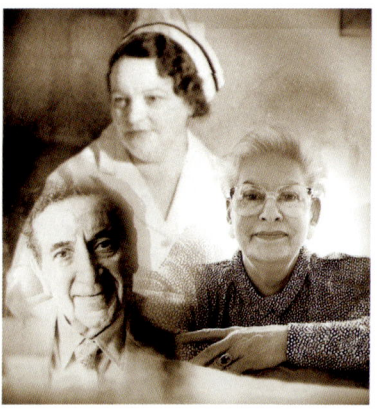

Dr. Brusch, René Caisse und Elaine Alexander

1984 rief Elaine Alexander den misstrauisch gewordenen Dr. Brusch an und bat ihn um ein Interview. Brusch war überrascht. Diese Frau hatte den gleichen brennenden und leidenschaftlichen Wunsch, die Wahrheit über die Indianer-Medizin zu verbreiten. Schließlich konnte sie ihn zum Radiointerview überreden.

Das Interview dauerte zwei volle Stunden, in denen die Telefonleitungen des Senders zusammenbrachen, weil so viele Leute anriefen. Das war auch nicht erstaunlich, sagte doch einer der berühmtesten Ärzte Amerikas mit ruhiger Stimme, er habe unzweifelhafte Beweise, dass ein simpler Kräutertee Krebs heilen könne.

Elaine Alexander: „Bringen wir es auf den Punkt, Dr. Brusch: Sagen Sie bloß, dass die Essenz aus acht Kräutern Krebskranken helfen kann oder sagen Sie, der Tee sei eine Heilmöglichkeit für Krebs?" Dr. Brusch: »Ich sage, es ist ein Heilmittel." Alexander: „Würden Sie das bitte nochmals wiederholen?" Brusch: „Ja, gerne, die Kräutermischung ist ein Heilmittel gegen Krebs. Ich habe miterlebt, wie es Krebs im Endstadium geheilt hat.

Keine andere medizinische Behandlung hat bis jetzt Ähnliches erreichen können. Ich würde es selber nicht glauben, hätte ich es nicht mit meinen eigenen Augen gesehen. Ich bin überzeugt, dass diese Kräuter zur Zeit das beste Krebsheilmittel sind."

Mit diesem Interview, das ein gigantisches Echo fand, wurde die Kräuter-Essenz zu neuem Leben erweckt. Während der nächsten zwei Jahre produzierte Elaine Alexander weitere Sendungen über den heiligen Trank der Indianer. Die Öffentlichkeit sah in ihr immer mehr die auferstandene René Caisse und Elaine wurde mit Briefen verzweifelter Krebskranker überschwemmt. Die Leute hatten zudem herausgefunden, wo sie wohnte und belagerten ihr Haus in der Hoffnung, persönlichen Rat zu erhalten. Diesen versuchte Elaine Alexander zu spenden, so gut sie konnte.

Heute sagt sie, die Jahre 1984 bis 1986 seien die härtesten und traurigsten ihres Lebens gewesen. Sie musste all diesen Schmerz, all diese Verzweiflung der Menschen mit ansehen, ohne wirklich viel dagegen tun zu können. Und dennoch zu wissen, dass vielen hätte geholfen werden können, wenn die Kräuter bloß als Krebsmittel akzeptiert worden wären.

Doch sie wusste, dies würde auf erheblichen Widerstand stoßen. Deshalb machte sie Charles Brusch, zu dem sie eine tiefe Freundschaft entwickelt hatte, einen schlagend einfachen Vorschlag: Weshalb nicht einfach zu den Wurzeln zurückkehren?
Back to the Roots.

Für die Indianer war die Kräutermischung nie ein Krebsmittel gewesen, sondern nur ein Reinigungstee, den sie seiner starken Wirkung wegen „Heiliger Trank" nannten. Weshalb also das Gesundheitsmittel nicht als das verkaufen, was es eigentlich ist: ein Kräutertee, der Körper und Geist reinigt und harmonisiert.

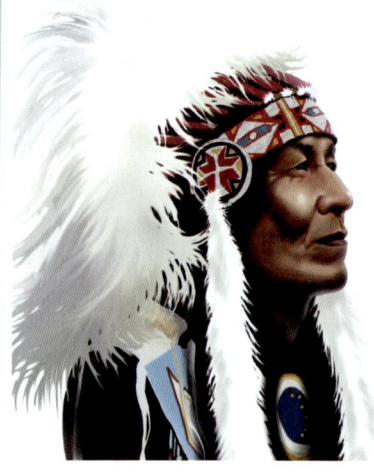

Damit müsste sich der Indianertrunk keine Legalisierung als Heilmittel erkämpfen, sondern könnte frei in allen Gesundheitsläden des Landes als Kräutertee verkauft werden. So geschah es auch.

Doch die Behörden duldeten es nicht, dass Essiac nun plötzlich als einfacher Kräutertee und ohne Rezept erhältlich sein sollte. Zu stark war sein Name mit der Krebsheilung verbunden. Also mussten Elaine Alexander und Dr. Brusch einen neuen Namen für Essiac finden. Sie nannten ihn Flor·Essence und unter diesem Namen kann ihn nun jeder kaufen, seit 1995 auch in Europa.

Lassen wir zum Abschied Dr. Charles Brusch selbst zu Wort kommen (geschrieben am 6. April 1990): „Ich unterstütze die Essiac-Therapie (gleich Flor·Essence) heute noch, denn ich habe meinen eigenen Darmkrebs allein mit Essiac geheilt.

Meine letzte Totaluntersuchung im August 1989, bei der mein gesamter Darmtrakt untersucht wurde, ergab keinerlei Anzeichen eines bösartigen Geschwüres mehr. Medizinische Unterlagen beweisen es.

Seit meiner Diagnose (1984) habe ich Essiac jeden Tag eingenommen und meine kürzliche Untersuchung hat mir eine gute Gesundheit bescheinigt."

Die Wirkungen von Flor·Essence

Beim Betrachten der verschiedenen Heilwirkungen der einzelnen Naturkräuter von Flor·Essence fällt auf, dass fast alle der verwendeten Heilpflanzen blutreinigende und blutentgiftende Eigenschaften aufweisen. Und das ist auch in der Tat das Allerwichtigste.

Um die Gesundheit zu erhalten, eine Krankheit zu überwinden oder die Gesundheit wiederherzustellen, ist die Entgiftung des Körpers der unentbehrliche Schlüssel.

Nicht nur die Wirkstoffe der einzelnen Pflanzen kommen uns bei Flor·Essence zugute, sondern die vereinigten, sozusagen die synergistischen Heilkräfte aller Pflanzen. Sie sind ein wahrer Multiplikator der Heilwirkung. Flor·Essence kann über einen langen Zeitraum mit nur positiven Auswirkungen eingenommen werden.

Eines jedoch ist stets zu bedenken: Flor·Essence ist kein schnell wirkendes Medikament. Es braucht etwas Geduld bei der Anwendung dieses Naturheilmittels. Natürlich ist es am wirkungsvollsten, Flor·Essence zur Vorbeugung zu nehmen, um sich die Gesundheit zu erhalten. Dadurch können oft auch Erkältungen und Grippe vermieden werden bzw. sie können sich erst gar nicht entwickeln. Man kann Flor·Essence also als Vorsorge-Tonikum einnehmen, um den Körper zu stärken und zu stabilisieren. Auf eine Anfrage von René Caisse über die allgemeine Wirkung von Flor·Essence antwortete Dr. Brusch: „It will greatly improve any condition afflicting the body!" Es wird immer sehr nützen bei jedem Zustand, der dem Körper zu schaffen macht.

Die Ojibwa Indianer sagten von ihrer Naturheilmedizin, dass es ein heiliges Getränk sei, das den Körper reinige und jeden wieder zurückbringe ins Gleichgewicht mit dem „Großen Geist".

In der Tat hat Flor·Essence eine beruhigende und schmerzlindernde Wirkung auf den gesamten Organismus. Sie baut das Blut auf, hilft der Verdauung, wirkt sehr günstig auf die Darmflora und verhindert Verstopfung. Sie regt stark das Immunsystem an und entgiftet den Körper. Sie verleiht rundum ein Gefühl von Wohlbehagen.

Dr. Brusch ist durch jahrelange Erfahrungen mit Flor·Essence überzeugt, dass die Kräutermischung die Fähigkeit hat, Gifte zu sammeln, unschädlich zu machen und auszuscheiden.

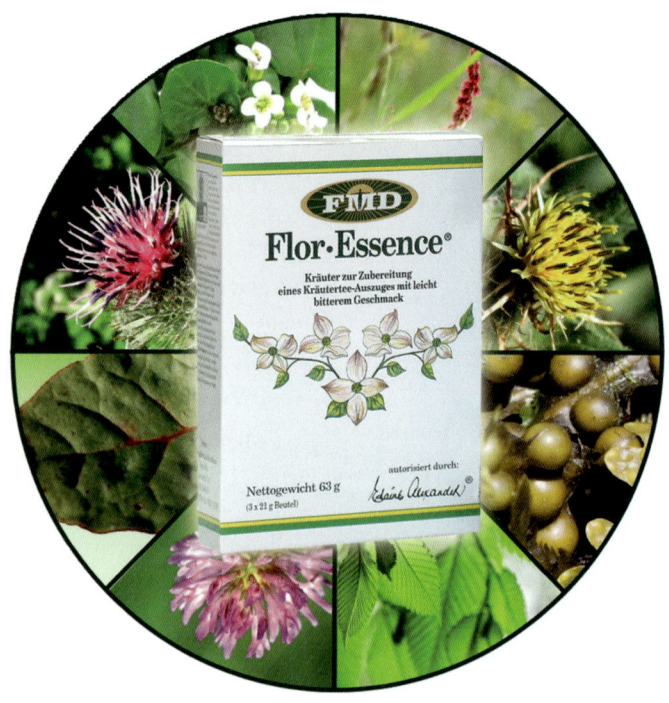

Bei folgenden Erkrankungen gibt es positive Erfahrungen nach einer längeren Kur mit Flor·Essence:

Allergien, Alzheimer, Angstattacken, Arthritis, Asthma, Bandscheibenvorfall, Blasenschwäche, Bluthochdruck, Borreliose, Burn-Out-Syndrom, Chronische Bronchitis, chronisch allergischer Schnupfen, Darmprobleme, Dauerschmerzen, Depressionen, Diabetes, Durchfall, Erkältungskrankheiten, Fibromyalgie, Gefäßverengung, Geschwüre, Gicht, Hämorrhoiden, Harnbeschwerden, Herzinfarkt, Herzklappenstörung, Herzrhythmusstörungen, Hormonstörungen, Impotenz, Kreislaufprobleme, Magenbeschwerden, Morbus Behcet, Multiple Sklerose, Nasenschleimhaut- und Nebenhöhlenentzündung, Nierenbeschwerden, Panikattacken, Prostatabeschwerden, Psoriasis, Rheuma, Schadstoffbelastung, Schilddrüsenprobleme, Schleimhautentzündung, Schuppenflechte, Venenentzündung, Vergiftung, Verstopfung und viele andere mehr.

Wenn Sie noch mehr über den Tee wissen möchten, empfehle ich Ihnen folgendes Buch:

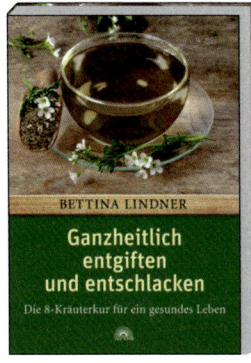

Bettina Lindner:
„Ganzheitlich entgiften und entschlacken"
144 Seiten

Keine Gesundheit ohne Entgiftung! Tausende haben in den letzten Jahrzehnten hervorragende Erfahrungen mit einem speziellen 8-Kräutertee gemacht. Sogar Schwerkranke verbessern ihren Zustand meist deutlich mit dem Rezept der Ojibwa-Indianer Kanadas, auf deren Wissen diese Kräutermischung beruht.

Der Tee ist in der Lage, Krankheiten vorzubeugen oder zu heilen, weil er intensiv entsäuert, entgiftet, entschlackt. Dadurch wird auch das Immunsystem gestärkt. Dieses Buch macht Hoffnung, indem es traditionelles Gesundheitswissen in die heutige Zeit bringt. Es erklärt nicht nur die Entdeckung des Tees vor mehr als 80 Jahren, sondern auch, warum diese spezielle Zusammensetzung der Kräuter so wirkungsvoll ist.

Besonders beeindruckend sind die Erfahrungsberichte der Anwender, die aufzeigen, dass die tägliche Vitalität und geistige Frische durch Entgiftung extrem verbessert werden kann.

Ein Tee als Mittel gegen (fast) alles?

Für viele Menschen klingt der Begriff „Universalheilmittel" nahezu unglaublich. Durch die moderne Medizin sind wir es gewohnt, gegen jedes einzelne Problem ein spezielles Medikament einzunehmen.

Bei hohem Cholesterin verschreibt der Arzt einen Cholesterinsenker, bei Sodbrennen ein Mittel gegen zu viel Magensäure. Bei Migräne ein Schmerzmittel. Schmerzen wie auch viele andere Beschwerden sind immer ein Warnsignal des Körpers. Ein Zeichen, dass irgendetwas in unserem Körper nicht stimmt. Das kann die unterschiedlichsten Ursachen haben.

Daher geht die Naturheilkunde nicht gegen einzelne Symptome vor, sondern Flor·Essence wirkt aus folgenden Gründen bei diversen Erkrankungen:

1. Der Tee ist hervorragend zur Entgiftung geeignet.

2. Die Kräuter helfen, den Körper zu entsäuern.

3. Das Immunsystem wird enorm gestärkt.

Am Beispiel Flor·Essence sieht man wieder einmal mehr, wie wichtig der Synergie-Effekt ist. Die acht Kräuter ergänzen sich gegenseitig. Damit lassen sich auch die Erfolge bei den unterschiedlichsten Krankheiten erklären.

Tipp: *Empfehlenswert ist es, Flor·Essence als Kur für zirka 3 Monate vorbeugend zu nehmen. Viele, die den Tee seit Jahren kennen, schützen sich so in den Wintermonaten vor Erkältungen.*

Flor·Essence ist wohl eines der preiswertesten Gesundheitsmittel, die ich kenne. Eine Kur für etwa zwei Monate kostet ungefähr 30,- Euro, umgerechnet rund 50 Cent am Tag.

Da Flor·Essence enorm wirkungsvoll ist, braucht man davon nicht sehr viel. Zwei bis vier Esslöffel morgens und abends genügen schon zur Gesundheitsvorsorge. Kranke Menschen beginnen mit ein bis zwei Esslöffeln, steigern dann aber auf bis zu acht Esslöffel morgens und abends.

Die einzige Indikation, bei der man Flor·Essence nicht einnehmen sollte, ist die Schwangerschaft und die Stillzeit. In dieser Zeit sollten Frauen keine entgiftenden Maßnahmen durchführen und deshalb diesen Tee nicht trinken. Patienten mit einer Jod-Unverträglichkeit sollten die Dosis der Kräutermischung auf einen Esslöffel reduzieren, da Spuren von Jod enthalten sind.

Eine Chemotherapie kostet im Vergleich dazu so viel wie ein Einfamilienhaus. Ein Skandal! Vor allem, wenn man weiß, wie massiv die Nebenwirkungen sind.

Das Nachrichtenmagazin „Der Spiegel" hat im Oktober 2004 einen Artikel mit der Überschrift „Giftkur ohne Nutzen" veröffentlicht. Fazit:

Bei den häufigsten Krebserkrankungen mit Metastasen hat es in den letzten 25 Jahren keinerlei Fortschritt gegeben. Trotz der vielen Milliarden, die in die Krebsforschung geflossen sind.

Die Patienten sterben heutzutage genauso schnell wie ihre Leidensgenossen vor 25 Jahren. Bei den meisten Krebsarten gibt es keinerlei Belege dafür, dass Chemotherapie die Lebenserwartung verlängert oder die Lebensqualität verbessert.

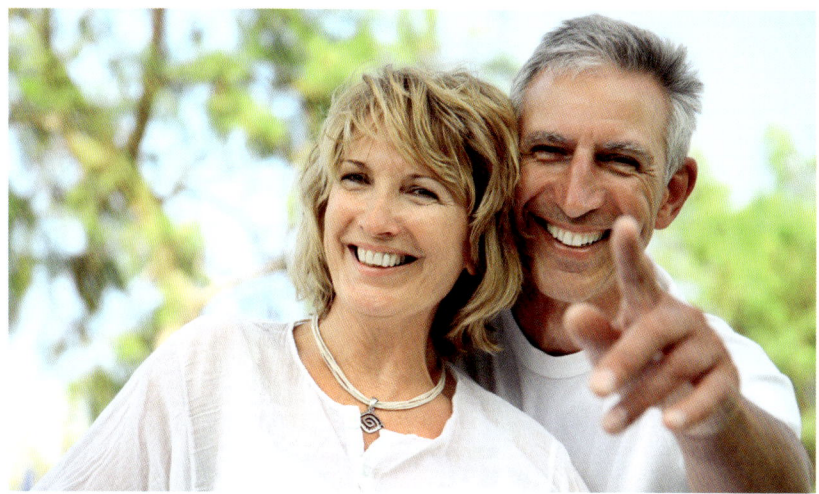

Ihre Lebensqualität wird sich jedoch deutlich verbessern, wenn Sie regelmäßig entgiften, Ihre Ernährung verändern und etwas für Ihren Energiehaushalt tun. Auch hier kann Flor·Essence für Sie von Nutzen sein. Viele Anwender berichten über eine deutlich verbesserte Vitalität. Vielleicht nicht gerade in den ersten Tagen, da eine Entgiftung anfangs etwas schlaucht.

Möglicherweise fühlen Sie sich anfangs etwas müder, müssen öfters auf die Toilette oder Sie entgiften vermehrt über die Haut. Aber die Mühe lohnt. Nach einigen Wochen konsequenter Einnahme werden Sie sich mit Sicherheit besser fühlen!

Flor·Essence bekommen Sie in jeder Apotheke oder direkt bei Quintessence Tel.: 0 75 29 / 973 730

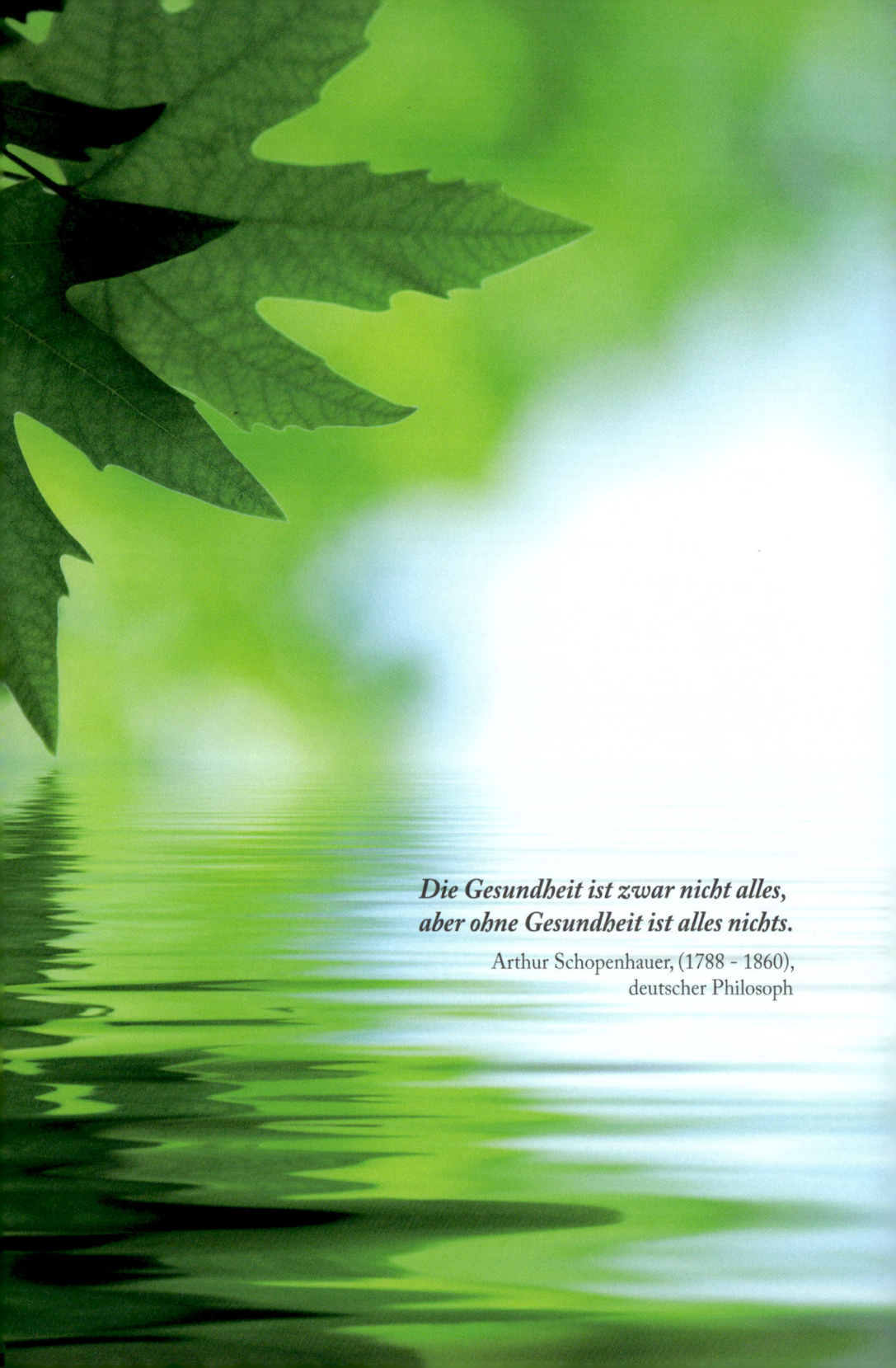

Die Gesundheit ist zwar nicht alles,
aber ohne Gesundheit ist alles nichts.

Arthur Schopenhauer, (1788 - 1860),
deutscher Philosoph

Dr. med. Chlorophyll

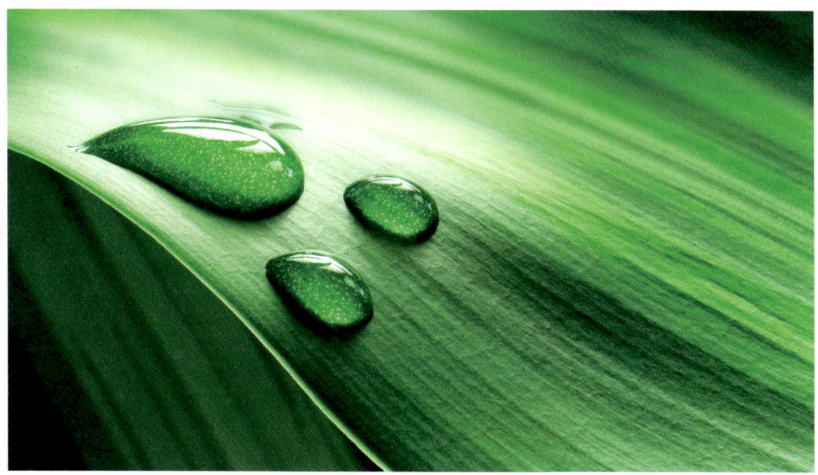

„Auf dem grünen Blatt beruht alles Leben auf der Erde"

Are Wearland

Gesundheit aus dem Sonnenlicht

In grünen Pflanzen ist nahezu alles enthalten, was Menschen und Tiere zum Leben brauchen. Gorillas sind von ihren Genen uns Menschen am ähnlichsten. Sie ernähren sich ebenso wie die stärksten Tiere dieser Erde von Blättern und Gräsern.

Der grüne Pflanzenfarbstoff Chlorphyll (griech. chloros = grün, phyllo = Blatt) ist von seiner biochemischen Struktur nahezu identisch mit unserem roten Blutfarbstoff, dem Hämoglobin. Man könnte sie fast als Zwillinge bezeichnen. Der Unterschied liegt darin, dass Hämoglobin ein Zentralatom aus Eisen hat und doch Chlorophyll im innersten Kern Magnesium enthält.

Dank des Chlorophylls können Pflanzen unter Einwirkung des Sonnenlichtes aus Kohlendioxid (CO_2) und Wasser Kohlenhydrate herstellen. Dabei wird Sauerstoff frei. Auf der Erde wäre kein Leben möglich, wenn Pflanzen nicht die Fähigkeit hätten, durch die Photosynthese Kohlendioxid in Sauerstoff zu verwandeln. Wir würden regelrecht ersticken.

Are Waerland, der bekannte Ernährungsexperte, hat vor mehr als 30 Jahren in seinen Büchern und Vorträgen immer wieder auf die Bedeutung des Chlorophylls hingewiesen. Ohne grüne Pflanzen ist auf Dauer keine Gesundheit möglich. Grüne Pflanzen können fast immer Ihren Genesungsprozess unterstützen, egal unter welcher Krankheit Sie leiden. Dr. med. Chlorophyll ist ein Alleskönner, man könnte ihn geradezu als Wunderheiler bezeichnen.

Im Juli 1940 erschien in der amerikanischen Ärztezeitschrift „Journal of Surgery" ein Bericht über die therapeutische Verwendung von Chlorophyll. Der Arzt Dr. Benjamin Gruskin behandelte 1200 Patienten mit Chlorophyll. Wunden und Verletzungen heilten viermal so schnell wie ohne Chlorophyll. Auch bei Gastritis (Magenschleimhautentzündung), Infektionen und Hautkrankheiten bewies Chlorophyll seine Wirksamkeit.

Dr. Gruskin listete mehr als 100 Krankheiten und Beschwerden auf, bei denen Chlorophyll erfolgreich eingesetzt wurde.

Die chlorophyllreichsten Pflanzen sind Weizen-, Gersten- und Dinkelgras, Wildkräuter und blaugrüne Algen wie Spirulina, Chlorella und Bluegreen-Algen.

„Chlorophyll wird im kommenden Zeitalter die wichtigste Proteinverbindung sein. Im frisch zubereiteten Getränk enthält es gespeichertes Sonnenlicht und den für die Wiederbelebung des Körpers erforderlichen elektrischen Strom. Chlorophyll wird Teile des Gehirns erschließen, von denen der Mensch heute noch nichts weiß. "

Dr. Ann Wigmore

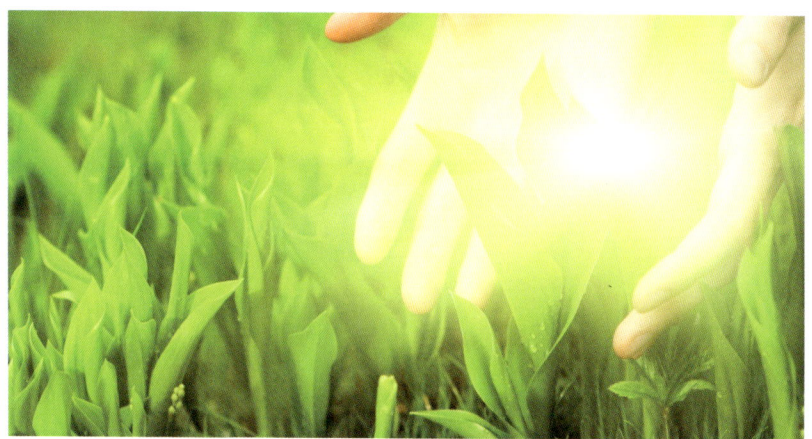

„Netze Deinen Weizen, auf dass der Engel des Wassers in ihn eingehen kann. Setze ihn dann der Luft aus, auf dass der Engel der Luft ihn umarmen kann. Lass ihn vom Morgen bis zum Abend an der Sonne, auf dass der Engel der Sonne sich auf ihm niederlassen kann."

aus dem Friedensevangelium der Essener (vor ca. 2000 Jahren)

Grüne Heilkraft

Jeder vierte Jugendliche raucht heute laut Statistik hin und wieder „Gras" (Marihuana). Ich empfehle täglich Gras zu trinken!
Nein, keine drogenhaltigen Pflanzen, sondern Weizen-, Dinkel- oder Gerstengras. Seit zirka 10.000 Jahren verwenden die Menschen grüne Gräser als Nahrungs- und Heilmittel.

Die ersten Getreidearten waren Wildgräser. Aus einem unscheinbaren Gras, dem wilden Einkorn (Triticum monococcum) wurde im Laufe der Jahrtausende unsere wichtigste Kulturpflanze gezüchtet, der Weizen. Wir kennen Weizen heute nur als Mehl für Brot, Kuchen, Nudeln etc. Doch Weizen kann man auch als Heilmittel trinken und ich meine damit nicht das Weizenbier, sondern Weizengrassaft.

Chinesische Ärzte, indianische Medizinmänner, keltische Druiden und die Priesterärzte der Essener wussten schon vor 2000 Jahren um die Heilkraft des Weizengrassaftes.

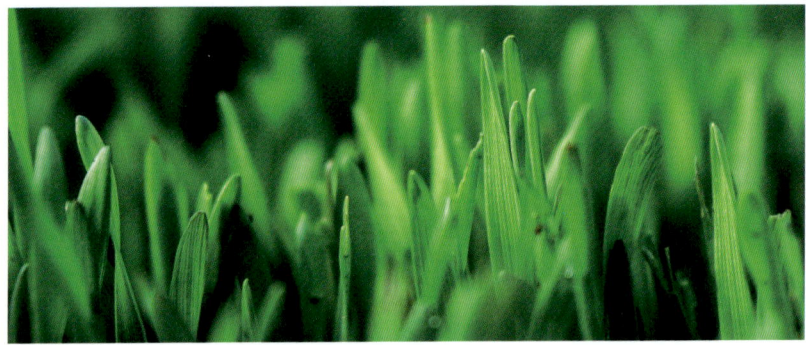

„Weizengras ist kein Heilmittel an sich. Aber es ist wissenschaftlich erwiesen, dass es dem Körper lebenswichtige Nährstoffe liefert, deren Mangel Krankheiten hervorruft. Viele Ärzte haben schon die wunderbare Wirkung der Weizengras-Therapie erprobt."

Dr. Ann Wigmore

Vor ungefähr 30 Jahren sorgte die amerikanische Ärztin Dr. Ann Wigmore dafür, dass Weizengrassaft als Universalheilmittel nicht in Vergessenheit geriet. Wigmore heilte sich selbst mit Weizengras von Krebs und von einem Gangrän, einer dramatischen Durchblutungsstörung ihrer Beine. Das Gewebe begann bereits abzusterben und ihr drohte eine Amputation. Nach ihrer Grassaft-Therapie soll sie sogar am legendären Boston- Marathon teilgenommen haben.

Zusammen mit Victoras Kulvinskas gründete sie das „Hippocrates Health Center" und konnte dort Hunderten von Menschen mit zum Teil fortgeschrittenen Krebserkrankungen wieder zur Gesundheit verhelfen. Die Therapie beruhte streng nach Hippokrates in erster Linie auf der Heilkraft der Nahrung. Weizengrassaft hatte in ihrer Klinik einen sehr hohen Stellenwert.

Dr. Ann Wigmore verfasste mehrere Bücher. Unter anderem „Be your own doctor", zu deutsch „Sei dein eigener Arzt".

Das einzige Buch von ihr, welches in die deutsche Sprache übersetzt wurde, trug den Titel „Nahrung ist die beste Medizin". Leider ist es nur noch über den Antiquariathandel erhältlich.

Obwohl sie mit zirka 50 Jahren an Krebs erkrankte, verstarb sie erst 1994 im gesegneten Alter von 84 Jahren. Ann Wigmore hätte sicher noch einige Jahre länger gelebt, wenn sie nicht an den Folgen einer schweren Rauchvergiftung gestorben wäre, die sie bei dem Brand ihrer Wohnung erlitten hatte.

In der Pharmakologie wird gerne analysiert. Pharmakonzerne schicken seit Jahren ihre Forscher in den tropischen Regenwald, um dort nach Heilpflanzen zu suchen. Natürlich hat kein Pharmakonzern Interesse daran, Heilpflanzen zu verkaufen. Man möchte einzelne Wirkstoffe aus den Pflanzen isolieren. Diese lässt man sich patentieren, um dann Milliardenumsätze zu machen. Die Sache hat nur einen Haken: Isolierte Stoffe, die dann auch noch synthetisch verändert werden, haben nicht nur die gewünschten Wirkungen, sondern leider auch unerwünschte Nebenwirkungen.

In dem Buch „Death by modern medicine" kann man nachlesen, dass in den USA die häufigste Todesursache „iatrogene" Erkrankungen sind. Das bedeutet, dass die häufigsten Todesursachen die Folgen falscher Behandlung oder die Nebenwirkungen von Medikamenten sind.

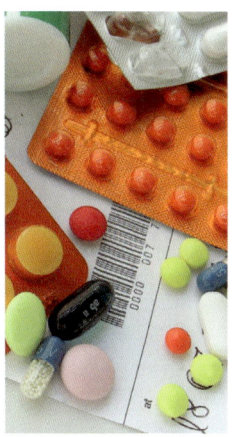

Medikamente können auch süchtig machen. Im Februar 2012 berichtete Focus, dass 1,9 Millionen Deutsche tablettenabhängig sind. Natürlich gibt es auch giftige Pflanzen. Und die meisten Heilpflanzen sind nur für eine kurmäßige Anwendung geeignet. Doch unter den 4700 bekannten Grasarten, die man weltweit kennt, gibt es interessanterweise keine einzige giftige Sorte.

Es ist sicherlich die Fülle an Vitalstoffen und deren synergetische Wirkung, die Grassäfte so überaus wertvoll machen.

Vitalstoffwunder

Dr. Earp Thomas vom Bloomfield Laboratorium in New Jersey isolierte aus dem Weizengrassaft über 100 Vitalstoffe.

Grassäfte haben im Vergleich zu anderen Grünpflanzen den höchsten Chlorophyllgehalt. Wenn aus einem Weizenkorn ein Weizenkeimling und daraus dann Gras wird, steigt der Vitamin C-Gehalt um 270 Prozent. Beim Vitamin E und den B-Vitaminen sogar um 300 Prozen. Auch das lebensnotwendige Vitamin B_{12}, das man fast nur in tierischen Nahrungsmitteln findet, ist im Grassaft enthalten.

Die wichtigsten Mineralstoffe kommen ebenfalls in beträchtlichen Mengen im Gras vor. Der Calciumgehalt ist fast so hoch wie in Milch. Weizengrassaft enthält fünf Mal mehr Eisen als Spinat.

Alle essentiellen Aminosäuren plus zehn weitere Eiweißbausteine sind im Powergetränk ebenfalls vorhanden. Auch der hohe Enzymgehalt spielt für die Heilung eine wichtige Rolle. Der japanische Forscher Dr. Kubota fand im Grassaft das einzigartige Enzym P_4D_1. Dieses geheimnisvolle Enzym ist in der Lage, unser DNA-Reparatursystem zu stimulieren. Dies ist in unserem Industriezeitalter besonders wichtig.

Durch Chemiegifte, Abgase, Pestizide, Stress, Strahlung und weitere Faktoren kommt es zu Schäden am Erbgut einer jeden Zelle (DNA). DNA-Schäden begünstigen die Entstehung von Krebs und anderen Krankheiten. Auch der Alterungsprozess wird durch DNA-Mutationen beschleunigt. Die Enzyme im Weizengras, vor allem das P_4D_1, wirken dem entgegen. Deshalb werden Grassäfte immer als „vollkommenes" Lebensmittel bezeichnet.

Tipp: *100 g Weizengras hat den gleichen Gehalt an Vitalstoffen wie 2 kg bestes Gemüse!*

Am besten, Sie pressen sich Ihren Grassaft frisch. Graspulver sind jedoch eine praktische und einfache Alternative.

Biostoffe in Grassäften

Vitamine	Mineralstoffe und Spurenelemente	Aminosäuren
▶ Vitamin A (Retinol)	▶ Eisen	▶ Alanin
▶ Vitamin B_1 (Thiamin)	▶ Jod	▶ Arginin
▶ Vitamin B_2 (Riboflavin)	▶ Kalium	▶ Asparaginsäure
▶ Vitamin B_3 (Niacin)	▶ Kalzium	▶ Glutaminsäure
▶ Vitamin B_6 (Pyridoxin)	▶ Kupfer	▶ Glycin
▶ Vitamin B_{12} (Cobalamin)	▶ Kobalt	▶ Histidin
▶ Vitamin C (Ascorbinsäure)	▶ Mangan	▶ Isoleucin
▶ Vitamin D (Calciferol)	▶ Natrium	▶ Leucin
▶ Vitamin E (Tocopherol)	▶ Phosphor	▶ Lysin
▶ Vitamin H (Biotin)	▶ Schwefel	▶ Methionin
▶ Vitamin K	▶ Selen	▶ Phenylalanin
▶ Folsäure	▶ Zink	▶ Prolin
▶ Pantothensäure	▶ 75 weitere Mineralstoffe und Spurenelemente	▶ Threonin
		▶ Tryptophan
		▶ Tyrosin
		▶ Valin
		▶ Cystin

Was ist besser - Weizen-, Gersten- oder Dinkelgras?

Am besten Sie wechseln immer wieder mal ab. Dies empfiehlt sich generell bei Nahrungsergänzungsmitteln. Sie tun dies ja auch in Ihrer täglichen Ernährung. Niemand käme auf die Idee, sich über Jahre hinweg nur von Karotten zu ernähren.

Jedes Nahrungsergänzungsmittel hat seine Vorzüge und wenn Sie abwechseln, kommen Sie in den Genuss aller bekannten Vitalstoffe.

Gerstengras

Frisch gepresster Gerstengrassaft mit seinen Bitterstoffen ist geschmacklich gewöhnungsbedürftig, aber zur Regeneration der Leber und zur begleitenden Candida-Antipilz-Diät unübertroffen.

Gut für das Herz: Gerstengras liefert doppelt so viel Kalium und Kalzium wie Weizengras. Das beruhigt den Herzmuskel, erweitert die Blutgefäße, senkt den Blutdruck und reguliert den Säure-Basenhaushalt in besonderer Weise.

Der Kalziumgehalt liegt bei Gerstengras sogar 12-mal höher als bei Kuhmilch. Während Weizengras zu den „Wachmachern" zählt, wirkt das Gerstengras eher beruhigend und stabilisierend.

Einige Enzyme funktionieren auch als Radikalfänger (Antioxidantien) und machen „Freie Radikale" unschädlich. Das Enzym SOD (Superoxid Dismutase) ist ein starker Radikalfänger und in Gerstengras reichlich vorhanden. Dabei schützt SOD nicht nur die Zellen, sondern auch die DNA im Zellkern vor Zerstörung.

Gerstengras-Pulver ist die unkomplizierte Möglichkeit, die Eigenschaften des Gerstengrüns zu nutzen.

Tipp: *2 x täglich 1 Teelöffel Gerstengras-Pulver mit Wasser anrühren und 15 Minuten vor dem Essen trinken!*

Dinkelgras

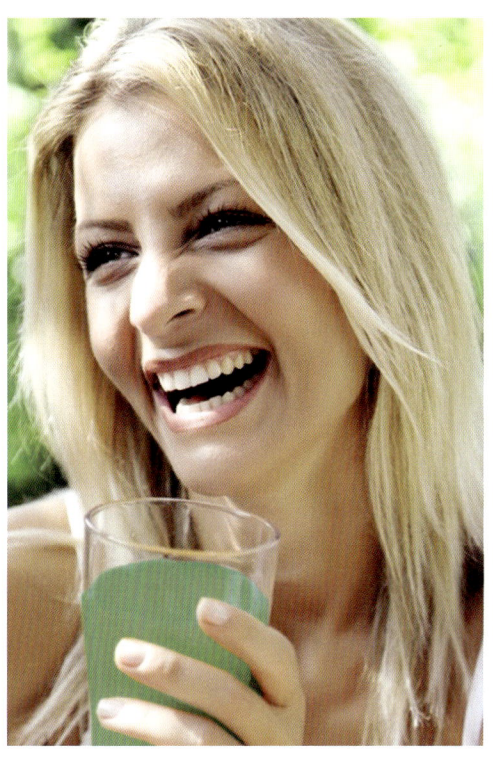

Dinkel zählt zu den Urgetreiden und wurde bereits in der späten Steinzeit angebaut. Dinkelgrassaft zeichnet sich nicht nur durch einen angenehmen Geschmack aus. Die gute Reinigungswirkung auf den Darm ist schnell spürbar.

Die Hl. Hildegard von Bingen lobt die starken Ordnungskräfte im Dinkel. Zur Vorbeugung und bei allen Tumorerkrankungen ist Dinkelgrassaft allen anderen Grassäften vorzuziehen. Eine Laboranalyse bestätigte die Empfehlungen der Hl. Hildegard.

Dinkelgrassaft enthält doppelt so viel vom Antikrebsvitamin B17, auch Laetrile oder Amygdalin genannt. Dinkel zeichnet sich aus durch einen höheren Gehalt an Kalium, Proteinen, Phosphor, Kalzium und Eisen. Höher im Vergleich zum Weizengrassaft ist auch der Gehalt an Vitamin B1, B2 und B3.

Dinkelgrassaft ist eine nervenstärkende Gehirnnahrung, die wärmt und viel Kraft spendet. Von Prof. Weuffen entdeckt: „Rhodanid", eine bioaktive Substanz mit antibiotischen und vitalisierenden Eigenschaften, die vor Infektion schützt und nicht nur in der Muttermilch und in den Körpersekreten zu finden ist, sondern auch im Dinkelsamen. Rhodanid fördert die Blutbildung und stärkt die Abwehrkräfte.

Dinkelgras-Pulver ist eine einfache Möglichkeit, die Eigenschaften des Dinkelgrüns zu nutzen. Empfehlung: 2 x täglich 1 Teelöffel Dinkelgras-Pulver mit Wasser anrühren und 15 Minuten vor dem Essen trinken!
Bei schweren Erkrankungen langsam auf 3 x 2 Teelöffel steigern.

Auf einen Blick: So wirken Grassäfte

Im Lauf der jahrhundertelangen Erfahrungen mit Grassäften in den verschiedensten Regionen der Welt haben sich meist ähnliche Einsatzgebiete und Behandlungsmethoden herausgebildet.

Aus heutiger Sicht sind vor allem folgende Wirkungen auf den menschlichen Körper wichtig:

Grassäfte

- ▶ wirken vitalisierend und verschaffen neue Energie
- ▶ schützen vor Umweltgiften, neutralisieren und entfernen sie
- ▶ reparieren möglicherweise entartetes Erbgut, z. B. in Tumoren
- ▶ schwemmen Drogen und Gifte aus und entlasten die Leber
- ▶ verbessern das Säure-Basen-Gleichgewicht im Blut
- ▶ verhindern unangenehmen Körpergeruch
- ▶ verbessern die Nährstoffversorgung
- ▶ beschleunigen die Wundheilung
- ▶ verlangsamen Alterungsprozesse
- ▶ reduzieren das Schlafbedürfnis
- ▶ schützen vor freien Radikalen
- ▶ stärken das Immunsystem
- ▶ fördern die Blutbildung
- ▶ regen den Kreislauf an
- ▶ reinigen das Blut

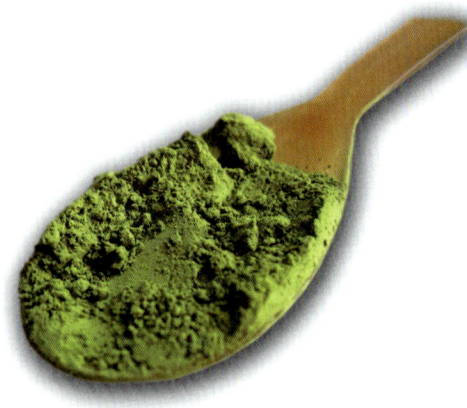

Aufgrund dieser Eigenschaften kann die Einnahme von Grassäften helfen bei Beschwerden und Krankheiten wie:

- ✓ Asthma
- ✓ Blutarmut (Anämie)
- ✓ chronischem Müdigkeits-Syndrom
- ✓ Dickdarmerkrankungen
- ✓ Erkrankungen der Lunge
- ✓ Gelenkentzündungen (Arthritis)
- ✓ Gicht
- ✓ Herz- und Koronarkrankheiten
- ✓ Hirnleistungsstörungen
- ✓ Leberschäden
- ✓ Nebenhöhleninfekten
- ✓ Pilzinfektionen (Candida)
- ✓ Verdauungsbeschwerden
- ✓ Verwirrtheit

- ✓ Allergien
- ✓ Bluthochdruck
- ✓ Depressionen
- ✓ Durchfall
- ✓ Fettsucht
- ✓ Geschwüren
- ✓ Halsentzündungen
- ✓ Haut- und Haarproblemen
- ✓ Krebs
- ✓ Migräne
- ✓ Ohrenkrankheiten
- ✓ Schilddrüsenerkrankungen
- ✓ Verstopfung
- ✓ Zahnfleischerkrankungen

- ✓ und vielen anderen Krankheiten.

Insgesamt sind heute über 100 Einsatzgebiete für die frischen Säfte der jungen Weizen-, Dinkel- oder Gerstengräser bekannt.

Tipp: *Bei häufigem Verzehr von Weizenmehlprodukten erkranken immer mehr Menschen an Colitis ulcerosa. Bei dieser Darmentzündung heilt Chlorophyll die Darmschleimhäute.*

        Ergänzend empfehle ich Folsäure (ein B-Vitamin) und B-Komplex in Tablettenform einzunehmen.

Die Entdeckung der grünen Smoothies

Smoothies sind nicht nur Gemüsesäfte, die miteinander vermischt werden. Den grünen, chlorophyllreichen Gesundheitstrunk bereiten Sie sich in der eigenen Küche frisch zu. Dazu benötigen Sie einen sogenannten Hochgeschwindigkeitsmixer, der Ihnen aus Salaten, Kräutern, Gemüse, Obst und etwas Wasser in Sekundenschnelle eine trinkbare Flüssigkeit zaubert. Dabei sollte der Anteil an Pflanzengrün mindestens 50 Prozent betragen.

Mit Smoothies ist es spielend leicht, die von Ernährungswissenschaftlern geforderte Menge von mindestens 5 Portionen Obst und Gemüse zu sich nehmen. Dadurch erhält Ihr Körper deutlich mehr Vitamine, Mineralien, Spurenelemente, Aminosäuren und Antioxidantien als sonst. Sie können in den grünen Smoothies auch Ihre Nahrungsergänzungsmittel wie Spirulina, Chlorella, Gerstengrassaft etc. beifügen.

Erfunden oder besser gesagt entdeckt wurden die grünen Smoothies von Victoria Boutenko. Sie lebt mit ihrer Familie im schmucken Städtchen Ashland im US-Bundesstaat Oregon. Sie selbst und Ihre ganze Familie waren krank. Victoria litt an schweren Herzrhythmusstörungen, ihr Mann an Polyarthritis, die Tochter an Asthma und der Sohn an Diabetes.

Durch die Umstellung auf vegetarische Rohkost ging es der Familie zwar besser, aber noch nicht wirklich ganz gut. Doch einige Zeit nachdem diese wunderbaren Verbesserungen der Gesundheit bei den Boutenkos Einzug gehalten hatten, bemerkten sie eine gewisse Begrenzung in der Rohkosternährung. Nichts schmeckte so richtig, ab und zu gab es Blähungen oder andere kleine Verdauungsstörungen und irgendwie setzte das Gefühl ein, dass etwas fehlte. So machte sich Victoria Boutenko daran, nochmals gründlich die Ernährung der nächsten Verwandten im Tierreich, den Primaten, zu recherchieren.

Schimpansen nehmen grüne Blätter als Hauptnahrung zu sich und essen Wurzelgemüse nur in Dürrezeiten, wenn es zu wenig grüne Blätter gibt. Gorillas, deren Ernährung sogar zu 80 Prozent aus grünen Blättern besteht, essen gar kein Wurzelgemüse. Das ist nicht weiter verwunderlich, wenn man sich einmal die Vitalstoffkonzentration in Blättern und Wurzeln vergleichend ansieht: Bei fast allen messbaren Vitaminen, Mineralstoffen, Spurenelementen, Enzymen und Phytosubstanzen liegen die grünen Blätter weit vorne.

Victoria Boutenko vermutete im Verlauf ihrer Recherche auch, dass die bislang üblichen Darreichungsformen des grünen Blattgemüses in der Rohkosternährung nicht optimal sind. In grünen Blättern ist ein erheblicher Teil der Vitalstoffe von Zellulose umgeben. Diese Zellulose können wir Menschen aber eben nicht wirksam verdauen, so dass uns auch im leckersten frischen Salat eine Menge entgeht…

Frisch gepresste Säfte aus grünen Blättern sind auch keine Lösung. Bei der Entsaftung trennt man ja die Zellulose vom Saft und diese landet im Kompost. So wirft man einen erheblichen Teil der wertvollsten Vitalstoffe einfach weg. Aus diesen Überlegungen heraus kam Victoria Boutenko auf die einfache und geniale Idee, grüne Blätter in einem Hochleistungsmixer zu pürieren. Anfangs kamen dabei ungenießbare Mixturen heraus. Schließlich begann sie, die grünen Blättgemüse zusammen mit Früchten zu pürieren – und siehe da, es schmeckte gut."

Stärkung der Selbstheilungskräfte

In einem Hochgeschwindigkeitsmixer, wie die von Christian Opitz empfohlenen „Bianco-Mixer" werden die grünen Blätter ideal zerkleinert. Das Kauen kann entfallen und wir müssen die grüne Kraft nur noch trinken. Der Darm hat kein Problem, Rohkost in dieser Form zu verdauen, da die Teilchen kleiner als einen Millimeter sind. Außerdem sind die sonst unverdaulichen Zellwände der Pflanzen vollständig aufgebrochen. Das funktioniert allerdings nur mit einem sehr leistungsstarken Mixer mit mindestens 28.000 Umdrehungen pro Minute.

Durch den Mixvorgang können wir unsere Pflanzen praktisch „vorverdauen" lassen und

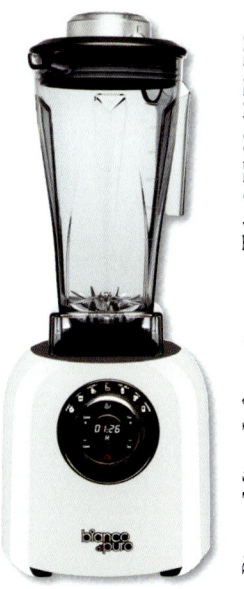

Bianco-Mixer-Information unter Tel.: 0 75 29 / 973 730

unseren Magen-Darm-Trakt schonen. Daher werden grüne Smoothies in der Regel auch von jenen Menschen gut vertragen, die normalerweise Probleme mit Rohkost haben.

Mit grünen Smoothies nehmen wir zudem wertvolle Ballaststoffe auf. Das ist sehr wichtig für jene, deren Verdauungssystem aus dem Lot geraten ist. Selbst Unverträglichkeiten und Allergien lassen sich lindern oder beseitigen.

Nahezu alle Anwender berichten über mehr Energie, Ausdauer, Gewichtsregulierung, und mehr Tatendrang. Gerade auch ältere Menschen profitieren sehr von den grünen Kraftgetränken.

Interessanterweise werden diese Power-Drinks auch von jenen Menschen gerne getrunken, die „Grünzeug" bislang nicht so sehr mochten. Viele berichten, dass ihre Hungerattacken nachgelassen haben, seitdem sie regelmäßig die Mini-Mahlzeiten trinken.

Der grüne Gesundheitstrunk ist perfekt, um Kindern eine gesunde Ernährung zuzuführen und auch bei ihnen den Heißhunger auf Süßes zu reduzieren sowie das Verlangen nach frischem Obst und Gemüse zu stärken. Fans dieser Power-Drinks berichten weiterhin, dass sie besser schlafen, seitdem sie regelmäßig ihren Smoothie trinken. Das hat mit der erhöhten Zufuhr an Mineralstoffen zu tun. Selbstverständlich wird die Immunabwehr gestärkt und die körperliche und geistige Vitalität erhöht.

Die positiven Auswirkungen sind für alle interessant, die gesundes Anti-Aging betreiben und bis ins hohe Alter attraktiv, gesund und leistungsfähig bleiben möchten.

Grüne Smoothies sind für viele Menschen die Antwort auf ihre Ernährungsfragen. Probieren Sie es aus! Die Zubereitung und das Experimentieren mit verschiedenen Zutaten macht Spaß.

Joghurt einfach selber machen

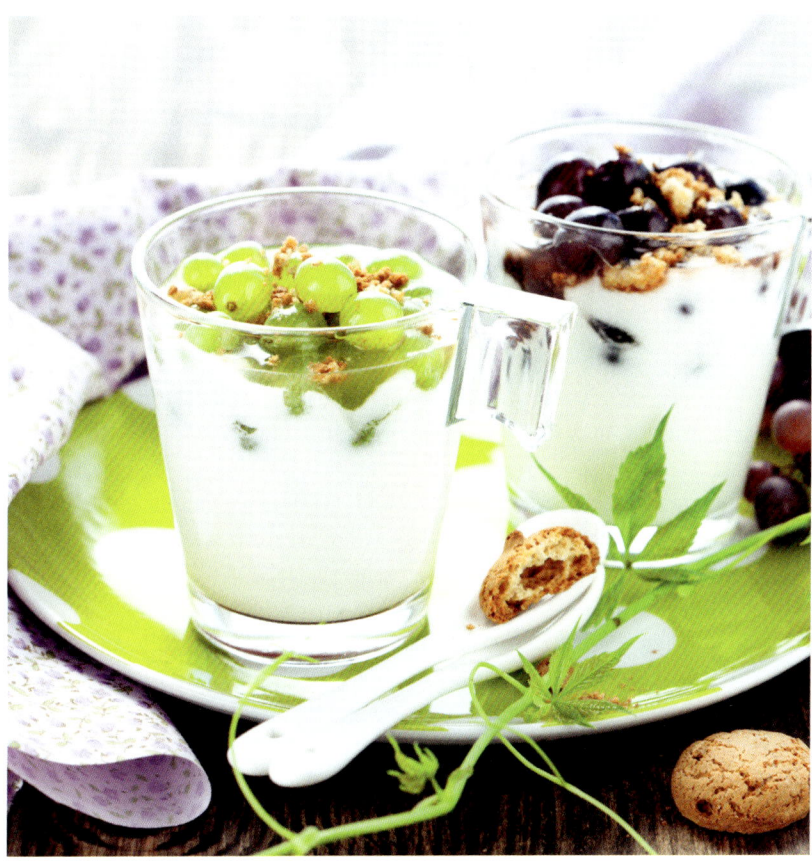

Joghurt ist ein sehr beliebtes Lebensmittel. Er schmeckt erfrischend, ist leicht und hervorragend für unsere Darmflora. Dies setzt allerdings voraus, dass sie Ihren Joghurt selbst zubereiten, denn gekaufter Joghurt ist immer nach der Fermentation pasteurisiert. Mit anderen Worten: Im Darm kommen kaum lebende probiotische Keime an. Wenn sie hingegen selbst einmal pro Woche einen frischen, hochwertigen Joghurt machen, kann dieser zu einer Quelle von Gesundheit und Langlebigkeit werden.

Warum viele Bulgaren früher gesund mehr als 100 Jahre alt wurden

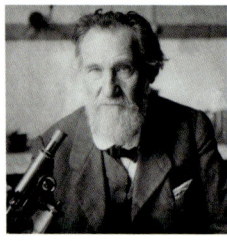

Prof. Dr. Ilja I. Metschnikow

Einer der ersten Forscher, der die Bedeutung der Darmflora für unsere Gesundheit erforschte, war der russische Nobelpreisträger Prof. Dr. Ilja Illjitsch Metschnikow (1845-1916). Er war zu seiner Zeit eine Koryphäe auf dem Gebiet der Immunologie. Er entdeckte die Immunabwehr-Mechanismen gegen Bakterien mit Hilfe der weißen Blutkörperchen.

Metschnikow studierte unter anderem in Gießen und Göttingen, sprach fließend Deutsch und ein Teil seiner frühen wissenschaftlichen Publikationen sind in Deutsch geschrieben. Später arbeitete er für einige Jahre am Pasteur Institut in Paris. Mit Paul Ehrlich zusammen erhielt er 1908 den Medizin-Nobelpreis für die Entdeckung der Phagozytose.

Metschnikow war davon überzeugt, dass der Alterungsprozess durch Milchsäurebakterien im Darm verlangsamt werden kann. Diese Erkenntnis leitete er von der Beobachtung ab, dass bulgarische Bauern auffällig selten an Infektionen und degenerativen Erkrankungen litten. Diese Vorliebe der Landbevölkerung für milchsauer-fermentierte Lebensmittel wie Joghurt oder Kefir war nach Ansicht des Immunologen der Hauptgrund für deren herausragende Gesundheit und Vitalität. Auf dem Höhepunkt seiner wissenschaftlichen Karriere veröffentlichte Metschnikow seinen Bestseller „The Prolongation of Life", zu Deutsch: Die Verlängerung des Lebens. In diesem Buch empfahl er Milchsäurebakterien vorbeugend einzusetzen. Denn diese können unerwünschte Fäulnisbakterien im Darm hemmen.

Der russische Professor beschrieb als erster die Dysbiose. Darunter versteht man eine krankhafte Bakterienflora des Darmes, die die Entstehung von allen möglichen Leiden begünstigt. Metschnikow war seiner Zeit weit voraus. Schon vor mehr als 100 Jahren beschrieb er, dass Entzündungsvorgänge im Darm Krankheiten und Alterungsprozesse mit verursachen. Wir wissen heute: Er hatte recht. Auch in der modernen Medizin werden chronische Entzündungen als „heimliche Killer" bezeichnet. Prof. Metschnikow war davon überzeugt, dass der Mensch bei bester Gesundheit weit über 100 Jahre alt werden könnte, wenn es gelänge, die Fäulnisprozesse im Dickdarm durch Milchsäurebakterien zu unterbinden.

Supermarkt-Joghurt? Nein Danke!

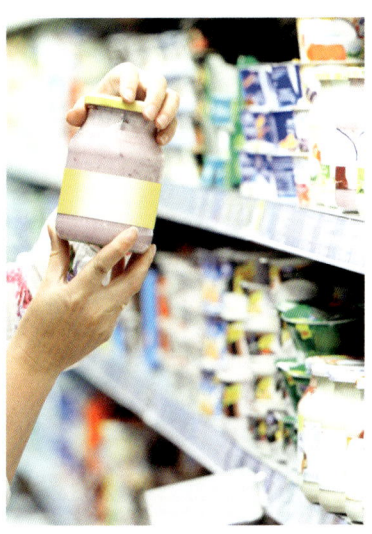

Das was wir heute beim Discounter oder im Bioladen als Joghurt kaufen, hat mit dem ursprünglichen Lebensmittel der bulgarischen Bauern und Hirten herzlich wenig zu tun. Gekaufter, fertiger Joghurt im Glas oder Plastikbecher ist nach der milchsauren Fermentation immer pasteurisiert. Das schreibt die Hygieneverordnung vor. Für die Händler ist das gut, denn so werden die Milchprodukte haltbar. Unser Körper verlangt jedoch nach echten Lebensmitteln, die diese Bezeichnung zu Recht tragen.

Ein Joghurt, der länger als 10 Tage haltbar ist, wurde für die Haltbarkeit gemacht und nicht für die Gesundheit. Ein pasteurisierter Joghurt kann unmöglich lebensverlängernd sein, denn Leben kommt immer nur von Leben. Damit nicht genug. Viele Supermarkt-Joghurt enthalten erhebliche Mengen an Zucker. Die Zeitschrift Öko-Test fand heraus, dass in einem 250 Gramm-Becher bis zu zehn Stück Würfelzucker enthalten sein können. Das sind noch zwei Stück mehr, als in der gleichen Menge Coca Cola stecken. Und was ist mit „gesunden Fruchtjoghurt"? Den höchsten Fruchtanteil finden Käufer im Bild der Verpackung. Oft enthält ein Pfund Fruchtjoghurt nur eine einzige Erdbeere. Die rote Farbe stammt von rote Betesaft-Konzentrat. Als Ausgangsstoffe für die enthaltenen Aromastoffe dienen bekanntermaßen Sägespäne oder Mikroorganismen.

Auch der Verpackungsmüll wird oft kritisiert. Allein in Deutschland landen pro Jahr 4 Milliarden Joghurt-Plastikbecher im Müll. Joghurt im Glas ist aus ökologischer Sicht etwas besser, doch auch der hat oft Hunderte Kilometer auf der Autobahn hinter sich. Und natürlich ist auch dieses Milchprodukt pasteurisiert. „Das ist wie eine Leiche, die man nochmal erschießt", wie Dr. M.O. Bruker zu sagen pflegte. Zugegeben: Ein paar Milchsäurebakterien überleben das Pasteurisieren (ca. 130.000 pro ml). Doch die werden spätestens durch die Magensäure größtenteils zunichte gemacht.

Was Joghurt probiotisch macht

Pro bio heißt „ für das Leben". Antibiotisch bedeutet gegen das Leben. Als „Probiotisch" durfte früher ein Joghurt bezeichnet werden, wenn er mehr als eine Million lebende Keime pro Gramm enthielt. Das klingt erst einmal viel, ist aber die absolute Untergrenze für eine Wirkung im Darm. Die Bürokraten in Brüssel haben es inzwischen durchgesetzt, dass der Begriff „Probiotika" gar nicht mehr verwendet werden darf. Man spricht heute eher von Mikrobiotika, angelehnt an den Begriff „Mikrobiom", womit die Gesamtzahl der lebenden Keime in uns gemeint ist.

In unserem Dünndarm leben Billiarden von Milchsäurebakterien wie Lactobacillus acidophilus oder Lactobacillus paracasei. Sie helfen bei der Verdauung und durch ihre Stoffwechselarbeit erzeugen sie gesunde, rechtsdrehende L (+) Milchsäure, Essigsäuren und andere stoffwechselfördernde organische Säuren. Die rechtsdrehende Milchsäure wird über die Leber aufgenommen und durch das Blut zu den Zellen im Organismus transportiert. Sie normalisiert die Zellatmung und den Stoffwechsel, fördert die Entgiftung und stellt ein gesundes Säure-Basen-Gleichgewicht her.

Probiotische bzw. mikrobiotische Keime bauen die Darmschleimhaut auf. Überwiegen pathogene (krankmachende) Keime im Darm, wird die Darmschleimhaut löchrig. Ärzte sprechen dann vom leaky-gut-Syndrom, womit ein löchriger Darm gemeint ist. Unverdaute Nahrung und Fremdkeime gelangen dann in die Blutbahn. Unser Immunsystem kämpft dann überwiegend an dieser Baustelle. Allergien, Nahrungsmittelunverträglichkeiten und Abwehrschwäche sind einige Folgen vom leaky-gut-Syndrom. Das ganze kann bis hin zu psychischen Erkrankungen wie Depressionen, Autismus oder Schizophrenie gehen. In unserem Dickdarm leben wieder andere Keimarten - vorwiegend Bifidobakterien.

Die nachfolgende Übersicht zeigt einige Vorteile von mikrobiotischen Keimen. Die Aufzählung ist jedoch nicht vollständig.

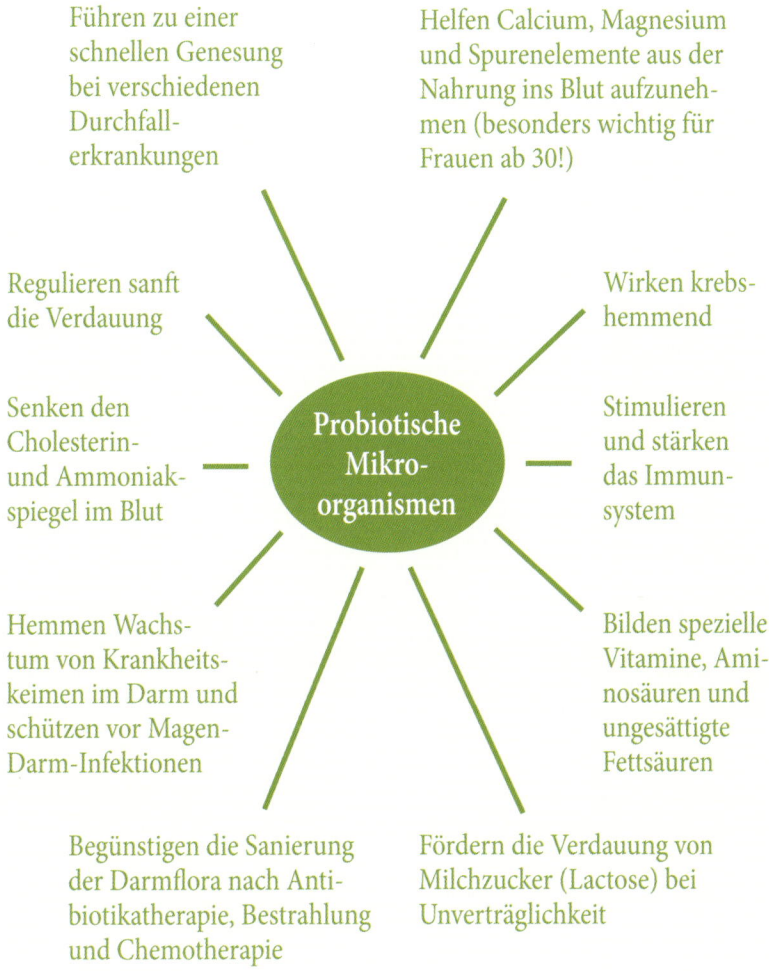

True Life – der etwas andere Joghurt

Der Ernährungswissenschaftler Marco Spielau von der Universität Halle erforschte mit Kollegen die Auswirkungen verschiedener Joghurtkulturen auf die menschliche Gesundheit. Ihm war klar, dass die Anzahl der lebenden mikrobiotischen Keime im verzehrfertigem Joghurt hoch genug sein muss. Ein weiteres wichtiges Kriterium für einen gesundheitsfördernden Joghurt ist, dass mehr als ein oder zwei verschiedene Stämme enthalten sein müssen. Joghurt, den sie im Supermarkt oder Bioladen kaufen, enthalten meist nur die technischen Keime Streptococcus thermophilus und / oder Lactobacillus bulgaricus. Man bezeichnet diese auch als „Starterkulturen", da sie bewirken, dass aus Milch Joghurt wird.

Die Vorteile dieser Starterkulturen für die Darmflora sind jedoch eher gering einzuschätzen.

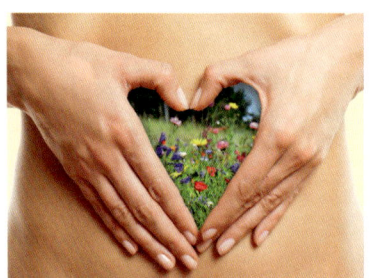

Für den Darm werden spezielle mikrobiotische Stämme benötigt. Durch langjährige Forschungsarbeit in Zusammenarbeit mit der Uni Halle ist ein gesundheitsfördernder Joghurt entstanden, den Sie sich zuhause spielend leicht selbst herstellen können.

Das bemerkenswerte: Wenn Sie True Life Joghurt zuhause selbst zubereiten, enthält der fertige Joghurt bis 6 Milliarden lebende, mikrobiotische Keime, pro 100 ml. Da kann kein anderer Joghurt mithalten.

Zum Vergleich: Die Joghurts der großen Lebensmittelkonzerne, die ständig im Werbefernsehen beworben werden, enthalten pro 100 ml nur rund 10 Millionen lebende Keime. True Life Joghurt enthält pro Portion 600-mal so viel – für das gleiche Geld.

Für den sogenannten True Life Joghurt wählten die Forscher der folgende probiotische Stämme aus:

Bifidobacterium bifidum: Balance der Darmflora / Darmvitalität

Bifidobacterium breve: Nährstoffaufnahme, Transitzeit, Magen-Darm-Beschwerden, Abwehr von E-Coli Überladung

Bifidobacterium lactis: Magen-Darm Wohlbefinden und Nährstoff-transport, Ausgewogenheit der Darmflora

Lactobacillus acidophilus: Magen-Darm Beschwerden, Ausgewogenheit heit der Darmflora, entzündungshemmend

Lactobacillus paracasei: Entgiftung, entzündungshemmend, bildet Vitamin B

Streptococcus thermophilus: Immunsystem, Schutz vor Übertritt von Bakterien in den Körper, Starterkultur

Lactobacillus delbrueckii bulgaricus: Starterkultur, Säuerung / Geschmack, leichte Balance der Darmflora

Interview mit Marco Spielau über True Life

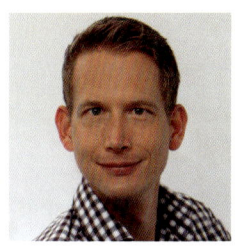
Marco Spielau

Marco Spielau studierte Ernährungswissenschaft an der Uni Halle. Seit 2010 ist er dort wissen-schaftlicher Mitarbeiter. Er begleitete verschie-dene Studien. Darüber hinaus betreut er Sportler, referiert über betriebliche Gesundheitsvorsorge, entwickelt Konzepte zur Gewichtsreduktion und hält Seminare als Gesundheitscoach.

Marco Spielau ist Hochleistungssportler. Im Rudern gewann er zwischen den Jahren 1999 und 2005 bei internationalen Wettbewerben 6 x Gold, 4 x Silber und 4 x Bronze. Dazu noch diverse Medaillen bei deutschen Meis-terschaften. Wir haben mit ihm über den True Life Joghurt gesprochen.

Sie empfehlen aus gesundheitlicher Sicht Joghurt selbst zuzubereiten. Warum ist selbsthergestellter True Life Joghurt besser als der gekaufte Joghurt im Supermarkt oder aus dem Bioladen?

Marco Spielau: Man könnte sagen, es handelt sich hier um zwei völlig verschiedene Welten. Wenn Sie, in welchem Laden auch immer, fertigen Joghurt kaufen, ist dies nichts weiter als stichfeste Milch. Oftmals werden diese Joghurts auch nach der Herstellung nochmal behandelt, ohne dass es auf dem Etikett vermerkt ist. Ein Beispiel: Bei der Joghurtfermentation werden Lactobakterien eingesetzt. Dies ist immer so. Diese Bakterien vermehren sich bei der Reifung und bauen den Milchzucker der Milch (Laktose) als eigene Nahrung ab. Dabei entstehen Säuren, wodurch die Milch zum Joghurt wird und dieser charakteristisch säuerlich schmeckt.

Fertiger Joghurt enthält also deutlich weniger Milchzucker als die Milch vorher. Selbstgemachter Joghurt enthält kaum Laktose und wird deswegen auch meist sehr gut vertragen. Der Wert geht dank der Milchsäurebakterien von rund 4,5 Gramm Laktose je 100 g Milch auf ca. 1,5 Gramm zurück. Nehmen Sie sich nun einmal fertige Naturjoghurts aus dem Supermarkt oder Biomarkt und schauen Sie wieviel Kohlenhydrate hier enthalten sind (das ist dann Milchzucker) – es sind mindestens 4 bis 7 Gramm.

Wo kommt der hohe Lactosegehalt von gekauftem Joghurt denn her?

Marco Spielau: Es wird Milchpulver hinzu gegeben. Dies muss auf dem Etikett nicht angegeben werden, macht den Joghurt aber etwas süßer und gibt ein schönes Mundgefühl. Dies ist aber nur ein Aspekt. True Life ist nicht nur Joghurt, es ist ein hoch wirksames Mikrobiotikum für die Darmgesundheit.

Apropos Darmgesundheit: Große Lebensmittelkonzerne verkaufen und bewerben spezielle probiotische Joghurt, die besonders gut für den Darm und die Abwehrkräfte sein sollen. Die sind teurer als normale Joghurt. Sind diese auch tatsächlich besser? Was sagen Sie als Ernährungswissenschaftler dazu?

Marco Spielau: Die fertigen „probiotischen" Joghurts sind leider eine große Lüge. Sie wirken in keiner Weise probiotisch – also wirken nicht auf die Darmflora positiv ein. Übrigens steht auf keinem einzigen Produkt das Wort probiotisch – schauen Sie mal nach! Das glauben nur alle durch die gute Werbung. Solche Produkte können auch nicht wirken, weil die Bakterienkonzentration viel zu gering ist. Die Joghurt im Handel müssen vor dem Verkauf erhitzt werden und nur sehr wenige Bakterien überleben diesen Vorgang. Dies ist auch messbar – laut Stiftung Warentest enthalten solche Produkte zirka 60.000 bis 100.000 gute Bakterien je Milliliter Joghurt. Klingt viel, ist aber viel zu gering um zu wirken.

Im True Life Joghurt haben Sie am Ende rund 60 Millionen gute Bakterien je Milliliter fertigem Joghurt. Das ist mehr als das sechshundertdfache!

Was berichten Menschen, denen Sie den Joghurt empfohlen haben in gesundheitlicher Hinsicht?
Marco Spielau: Menschen, die selbst hergestellten True Life Joghurt essen sprechen sehr schnell von einem deutlich gesteigerten Wohlbefinden. Vor allem Symptome im Magen-Darmtrakt wie Durchfälle oder unregelmäßiger Stuhlgang gehen schnell zurück. Dann folgt eine bessere Verdauung und geringere Neigung zu Verdauungsbeschwerden wie Krämpfe oder geblähtem Bauch.

Mittelfristig ändert sich die Darmflora positiv und dies kann unglaubliche Wirkungen haben. Bekannt ist, dass Milchzucker (Laktose) plötzlich besser vertragen wird, andere berichten von einem Rückgang verschiedener Allergiesymptome, wie zum Beispiel Heuschnupfen. Auch andere gesundheitliche Probleme bessern sich oft.

Ganz stark profitiert jedoch unser Immunsystem – Sie werden schlichtweg seltener krank und Ihr Immunsystem gestärkt. All das durch täglich 150 Gramm Joghurt essen – im Übrigen schmeckt er allen Menschen, sogar Kindern, da er recht mild im Geschmack ist.

Gibt es noch andere Argumente, die dafür sprechen, den Joghurt selbst zuzubereiten?
Marco Spielau: Der wichtigste Grund ist zunächst, das der True Life Joghurt hält, was er verspricht. Sie werden in Ihrem Wohlbefinden vermutlich schon binnen weniger Tage oder Wochen eine starke Veränderung spüren. True Life wirkt tatsächlich probiotisch. Aber da Sie ihn selbst zu Hause herstellen, wissen Sie vor allem, was wirklich drin ist. Es ist einfach Milch

und die Joghurtkulturen. Mehr nicht. Er enthält keine Zusatzstoffe, Geschmacksstoffe, Geliermittel, Emulgatoren, Verdickungsmittel Konservierungsstoffe oder ähnliches. Zudem ist er immer frisch.

Nur ein Inhaltsstoff ist noch zusätzlich enthalten: das Präbiotikum Inulin. Dies ist ein pflanzlicher Ballaststoff, der positiv auf die Darmflora wirkt, indem er die guten Darmbakterien füttert. Gleichzeitig hilft Inulin den Blutzuckerspiegel zu regulieren. Eine doppelt positive Wirkung also!

Wenn ich mir zuhause einen True Life Joghurt gemacht habe, kann ich dann als Schwabe Geld sparen und einen zweiten oder dritten Ansatz mit der gleichen Kultur machen?
Marco Spielau: Das würde ich Ihnen wirklich nicht empfehlen! Es handelt sich um ein starkes Wirkprodukt, das von der speziellen Komposition der guten Bakterien lebt. Wir sprechen auch von Synergie. Diese verändert sich aber schon beim zweiten Ansatz in der Zusammensetzung. Kurz gesagt, Sie züchten völlig andere Bakterien, mit dem der fertige Joghurt durch die Luft und im Kühlschrank in Berührung gekommen ist. Wir haben das mal an der Uni getestet. Schon im zweiten Ansatz haben wir plötzlich schlechte Darmkeime wie pathogene E. Coli darin gefunden und viele andere, die da nicht rein gehören. Es wird wieder ein Joghurt, das stimmt, aber er bringt nicht mehr das, was er sollte.

Man kann auch im Reformhaus oder über das Internet Joghurt-Kulturen kaufen. Wie unterscheiden die sich vom True Life-Produkt?
Marco Spielau: Hier gibt es große Unterschiede. Der True Life Joghurt enthält in Summe sieben verschiedene Bakterienkulturen. Fünf davon sind starke Wirkstämme hinsichtlich der Gesundheit. Zudem ist Inulin enthalten. Die meisten anderen Kulturen enthalten nur zwei verschiedene Stämme und sind somit nicht so wirksam. Auch ist die Konzentration der guten Bakterien im True Life Joghurt wesentlich höher.

Was aber ein sehr wichtiges Argument ist, der True Life Joghurt schmeckt sehr mild und wird sogar von Kindern akzeptiert als Naturjoghurt. Dies ist bei vielen anderen Produkten nicht so – also profitieren auch schon unsere Kleinsten von den vielen Vorteilen.

Erfahrungsberichte von Anwendern mit den Kulturen, die in True Life enthalten sind:

• *„Selbst gemachter Joghurt hat nicht nur eine besondere Qualität in Bezug auf die Frische und die hohe Anzahl der im Joghurt enthaltenen Bakterienkulturen. Gerade auch der „Prozess des Selbermachens" verleiht True Life einen hohen Wert. In Zeiten wo wir alles im Supermarkt zur Verfügung haben, entwickelt sich ein neues Bewusstsein zum werthaltigen Selbermachen. Auch die Familie weiß das wieder zu schätzen und fühlt sich gut damit. Die Darmflora weiß es ebenfalls sehr zu schätzen."* Thomas Drach, Heilpraktiker

• *„Seit ich meinen selbst hergestellten probiotischen Joghurt täglich einnehme, fühle ich mich rundherum wohl. Ich bin nicht mehr so anfällig für Infekte und verfüge über mehr Lebensenergie."* Anett E., 51 Jahre

• *„Ich liebe diesen Joghurt. Er hilft mir dabei, die Verdauung zu regulieren. Somit gelingt das tägliche Geschäft ganz von alleine."* Anita M., 56 Jahre

• *„Als Diabetiker ist ein gesunder Stoffwechsel für mich das „A und O". Seit ich regelmäßig den selbst hergestellten Joghurt zu mir nehme, stelle ich fest, dass meine Insulinwerte stabiler sind. Deutlich sehe ich den Erfolg auch bei meiner Haut. Diese ist nicht mehr so trocken wie früher."* Gregor S., 47 Jahre

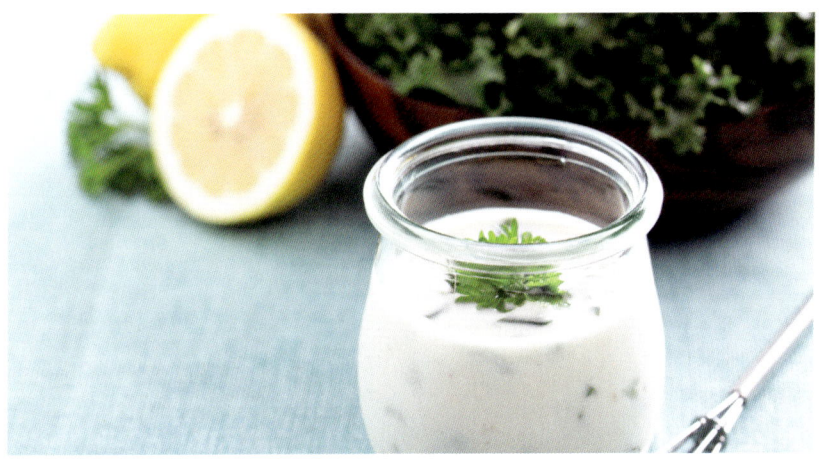

Kurkuma – mehr als ein Gewürz

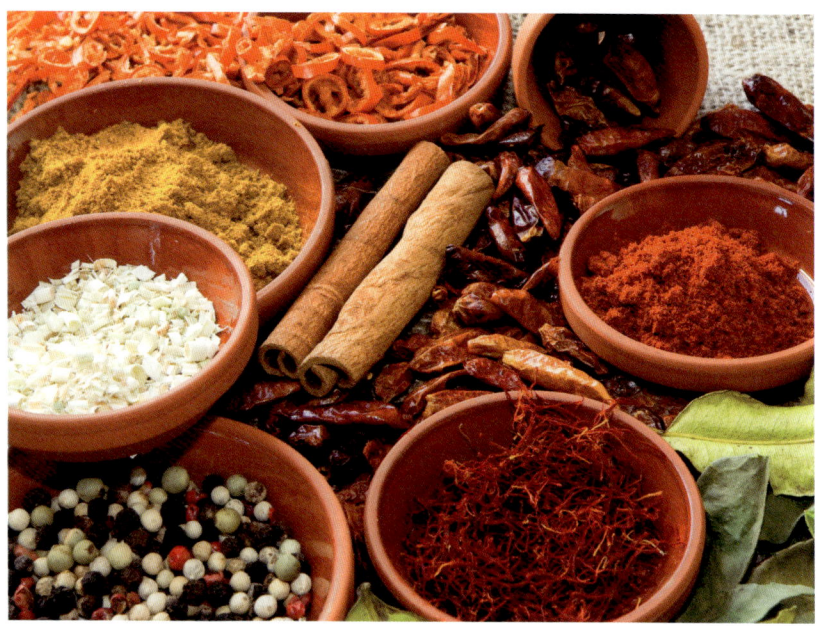

Altes Heilwissen neu entdeckt

In Asien werden Gewürze nicht einfach nur zum Würzen verwendet. Koriander, Anis, Zimt, Pfeffer und andere Kräuter gelten dort gleichzeitig auch als Heilmittel.

Die Heimat von Kurkuma, bei uns auch unter dem Namen Gelbwurz bekannt, ist Indien und Südostasien. Heute wird es in den gesamten Tropengebieten angebaut. Kurkuma gehört zur Familie der Ingwergewächse.

Kurkuma ist eine erstklassige Heilpflanze für unsere Leber. Auch in der Tumortherapie ist die Gelbwurz eine hervorragende Unterstützung. Allein im Jahr 2003 wurden in die medizinische Datenbank Medline 190 Arbeiten aufgenommen, die das Stichwort Kurkuma enthalten.

Die heilige Gewürzpflanze

In der ayurvedischen Medizin gilt die Wurzelknolle als bewährte Heilpflanze und als heiliges Gewürz. „Heil" und „Heilig" liegt ja auch sprachlich nicht weit auseinander. Die ayurvedische Heillehre ist wahrscheinlich die älteste medizinische Tradition der Menschheit. Die erste Schule wurde ca. 800 v. Chr. gegründet.

Sowohl die chinesische als auch die tibetische Medizin ging aus der Lehre vom Leben (ayur) und Wissen (veda) hervor. In der altindischen Tradition gilt Kurkuma als Nahrungsmittel mit reinigenden Eigenschaften.

Das leuchtend gelbe Gewürz regt das Verdauungsfeuer (agni) an. Daher wird es bei Verdauungsbeschwerden aller Art eingesetzt, sei es Durchfall oder Verstopfung. Auch gegen Infektionen ist man mit dem heiligen Gewürz gut gewappnet.

Gelbwurz contra Gelbsucht – bei Lebererkrankungen hat sich Kurkuma bestens bewährt. Bei Entzündungen kann Kurkuma ebenfalls sehr gut helfen.

Bekannterweise sind die hygienischen Bedingungen in Indien nicht die gleichen wie bei uns. Wenn wir einen kräftigen Schluck aus dem Ganges nehmen würden, wären wir mit Sicherheit wochenlang krank. Da Kurkuma eine antimikrobielle, antivirale und antiparasitäre Wirkung hat, ist es in der indischen Kultur schon fast eine Art Grundnahrungsmittel. Jeder Inder verzehrt im Durchschnitt täglich 1,5 bis 2 Gramm davon. Für unsere Geschmacksknospen sind diese Mengen unvorstellbar.

Der Hauptwirkstoff in Indiens beliebtestem Gewürz ist Curcumin. Neben der krebshemmenden Wirkung hat Curcumin noch viele weitere pharmakologisch interessante Eigenschaften: Es senkt das Thromboserisiko, kann einen hohen Cholesterinspiegel normalisieren und es wirkt stark antioxidativ. Die antioxidative Wirkung übertrifft sogar jene vom Vitamin E um ein Vielfaches.

Obwohl Kurkuma seit vielen Jahrhunderten bei uns in Europa bekannt ist, hat es in unserer kulinarischen und medizinischen Tradition bisher keine Rolle gespielt.

Man schätzte Kurkuma vor allem wegen seiner leuchtend gelben Farbe. Schon die alten Griechen färbten ihre Stoffe damit. Im Mittelalter fügten die Färber noch Indigo hinzu und heraus kam ein sehr schönes Grün. Heute wird Kurkuma als E100 in der Lebensmittelindustrie verwendet, um beispielsweise dem Senf ein sattes Gelb zu verleihen.

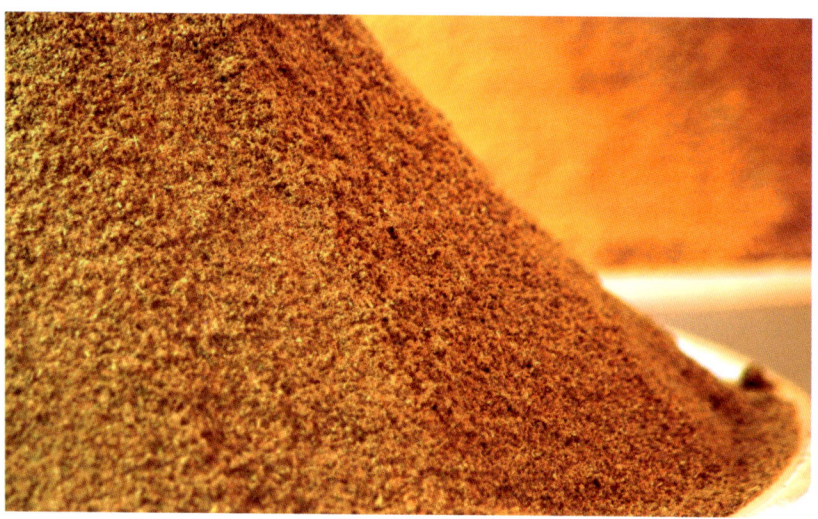

Curry ja bitte – aber ohne Wurst

Der lateinische Name Kurkuma stammt vom arabischen Kurkum ab. Was wiederum bedeutet „Safran“. Ein Synonym für das gelbe Gewürz ist daher auch „indischer Safran“.

Curry ist bekanntlich eine Gewürzmischung. Kurkuma ist darin meist der Hauptbestandteil (ca. 20 - 30 %). Dazu kommen noch Kreuzkümmel, Koriander, Kardamom, Bockshornklee und verschiedene Pfefferarten. In Indien werden sowohl Currymischungen als auch Kurkuma als Einzelgewürz gerne verwendet.

Interessant ist, dass Krebsarten, die bei uns häufig vorkommen, in Indien kaum bekannt sind. Könnte der geringe Fleischkonsum und die großzügige Verwendung von Kurkuma seinen Teil dazu beitragen?

Die krebshemmende Wirkung von Kurkuma

Von jeweils 100.000 Personen erkranken in Indien deutlich weniger Menschen an den entsprechenden Krebsarten als in den USA. Hier ein paar Zahlen im direkten Vergleich:

Krebsart	Indien	USA
Lunge bei Männern	9	59
Prostata	5	104
Dickdarm bei Männern	5	41

Wir wissen alle, dass Krebs nicht von heute auf morgen entsteht. Auch gibt es nicht nur eine einzige Ursache für die Entstehung, sondern viele Faktoren wie Toxine, chronische Entzündungen, massive oxidative Prozesse (freie Radikale), Infektionen und weiteres mehr.

Deshalb hilft Kurkuma:

Durch die Anregung des Leberstoffwechsels können Toxine besser ausgeschieden werden.

Durch die antioxidative Wirkung werden Zellschäden verhindert.

Viren und Parasiten, die von Forschern wie Dr. Lebedewa und Dr. Clark als Auslöser für Krebs angesehen werden, können durch Kurkuma in Schach gehalten werden.

Studien weisen auch darauf hin, dass Kurkuma die „Unsterblichkeit der Krebszellen" umkehrt.

Untersuchungen sprechen auch dafür, dass Curcumin die Angiogenese verhindert. Dies bedeutet, dass die Bildung neuer Blutgefäße, die den Tumor ernähren, unterbunden wird. Dadurch können Tumore nicht weiter wachsen.

Curcumin ist darüber hinaus in der Lage, entzündungsfördernde Enzyme (Cox-2) zu hemmen. Damit hat das gelbe Gewürz die gleichen Eigenschaften wie pharmakologische Cox-2-Hemmer wie Celebrex und Vioxx, jedoch ohne deren schädliche Nebenwirkungen. Da chronische Entzündungen im Dickdarm die Entstehung von Darmkrebs begünstigen, wird klar, dass Kurkuma in der Prävention ein wichtiges Mittel ist.

Hier liegt sicher auch die Erklärung für die wesentlich geringere Ausbreitung von Darmkrebs in Indien, im Vergleich zu den USA.

Eure Lebensmittel sollen Eure Heilmittel sein.
Hippokrates (um 460 - 370 v. Chr.)

Kurkuma-Extrakt

Curcumin zählt sicherlich zu den interessantesten Naturstoffen mit antikanzerogener Wirkung. Da Curcumin die Angiogenese hemmt, antiinflammatorisch wirkt, die Leber unterstützt und Infektionen verhindert, wirkt das gelbe Gewürz gleichzeitig auf mehreren Ebenen.

Kurkuma ist im Vergleich zu anderen Naturheilmitteln recht preiswert. Allerdings müsste man mehrere Gramm des Ingwergewächses täglich konsumieren. Fast alle Studien verwendeten daher Kurkuma-Extrakt in Kapselform.

Das besonders kraftvolle Kurkuma Optimum enthält:

• 2 Kurkuma-Extrakte
  (fett- und wasserlösliche Wirkstoffe)
  in einer Dose in getrennten Kammern.

• Pulver- und Ölextrakt der Kurkuma-
  wurzel ergänzen sich optimal und
  verbessern die Bioverfügbarkeit.

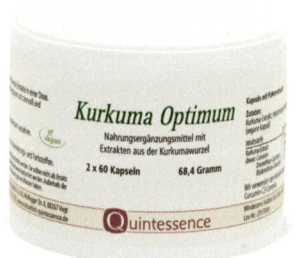

• Ohne Piperin, daher auch für entzündliche
  Darmerkrankungen geeignet.

Die Heilkraft der Vitalstoffe

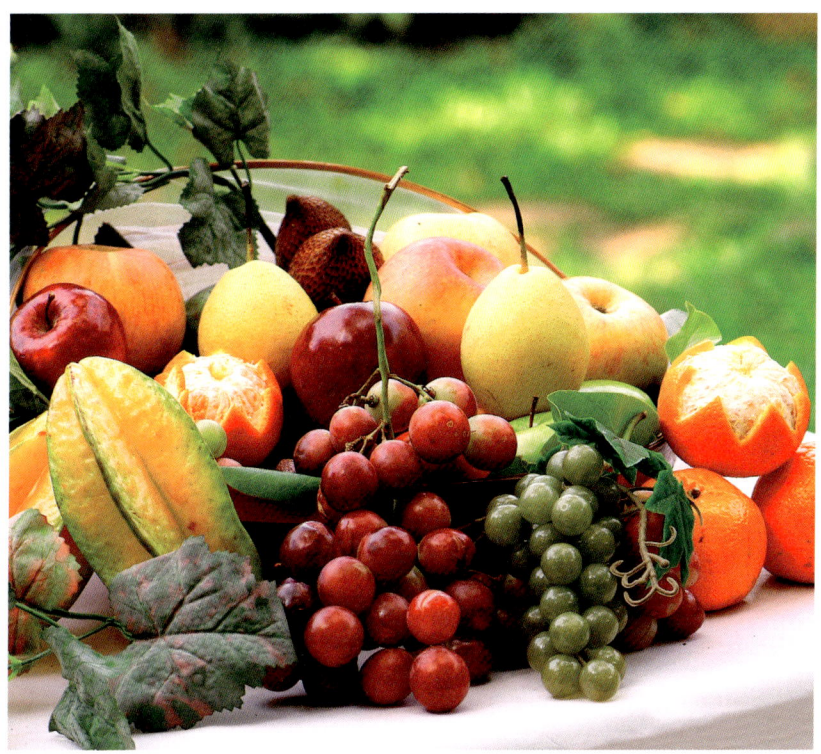

Take five a day ...

Warum empfehlen Experten, täglich mindestens fünf Portionen Obst und Gemüse zu essen? In erster Linie wegen der Vitalstoffe!

Zu den Vitalstoffen zählen Vitamine, Mineralstoffe, Spurenelemente, Enzyme und sekundäre Pflanzenstoffe.

Vitalstoffe sind für unseren Körper sehr, sehr wichtig, auch wenn manche davon nur im Mikrogrammbereich täglich benötigt werden. Von Vitamin B_{12} benötigen Sie zum Beispiel nur ein 12 Millionstel Gramm pro Tag.

Die Basis zur Deckung des Vitalstoffbedarfs sollte eine abwechslungsreiche, ausgewogene, vollwertige, naturbelassene Ernährung sein. Es kann jedoch die unterschiedlichsten Gründe geben, warum Sie vielleicht trotz guter Ernährung Mangelerscheinungen haben:

Darmstörungen

Wir leben nicht von dem, was wir essen, sondern von dem, was wir verdauen und resorbieren, d. h. vom Darm ins Blut aufnehmen. Ein verschlackter Darm mit verklebten Darmzotten ist heute weit verbreitet. Pilze im Darm (ein ebenfalls häufig vorkommendes Problem) erhöhen den Vitalstoffbedarf erheblich. Antibiotika schädigen die Darmflora. Daher sollte man nach einer Behandlung mit Mikrobiotika gegensteuern.

Mikrobiotische Kulturen sind positive Bakterien, die in unserem Darm eine wichtige Rolle spielen. Eine gesunde Darmschleimhaut, die Bildung von Abwehrzellen, eine geregelte Verdauung, eine optimale Nährstoffaufnahme funktioniert nur, wenn im Darm die richtigen Keime vorhanden sind.

Sinkende Vitalstoffwerte in Obst und Gemüse

Vergleicht man Lebensmitteltabellen von heute mit den Werten von vor ca. 20 Jahren, besteht Anlass zur Sorge. Der Vitalstoffgehalt ist teilweise um 20 % bis 70 % gesunken. Das hat die verschiedensten Gründe, wie z. B. ausgelaugte Böden, Quantität statt Qualität, verfrühte Ernten, lange Lagerzeiten.

Vitalstoffe gehen auch durch die Zubereitung verloren

Vitamine, sekundäre Pflanzenstoffe und Enzyme sind sehr hitzeempfindlich. Kochen, Backen, Braten, Frittieren und die Verwendung von Mikrowellen lassen den Gehalt an Vitalstoffen enorm schrumpfen.

Prof. Heinz Liesen, Ernährungsexperte und Präventivmediziner schreibt: „Wir müssen davon ausgehen, dass mehr als zwei Drittel aller Deutschen ab 50 - 55 Jahren zunehmend an subklinischen Mangelzuständen leiden. Die Menschen sind noch nicht krank, aber das Immunsystem ist geschwächt. Sie leiden an ständiger Müdigkeit, Konzentrationsschwäche und Schlafstörungen. Regeneration findet nicht mehr statt. Es mangelt an Vitaminen, Spurenelementen, Mineralien wie Magnesium, Zink,

Selen, Vitamin E. Die Liste ist endlos lang." Selbst bei Jüngeren ist in diesen Bereichen eine Unterversorgung zu beobachten. Professor Liesen: „Bei 20- bis 35-Jährigen haben wir ebenfalls eindeutige Mangel-Situationen festgestellt. Wir brauchen viel mehr Vitamine und Mineralien als früher.

Die Gründe: Stress durch die gestiegene Arbeits-, Freizeit-, Umwelt- und Strahlenbelastung. Wir ruhen zu wenig und trinken zu viel Alkohol. Eine Flasche Wein zum Beispiel vernichtet den Magnesiumbedarf für zwei Tage."

Vitaminmangel durch Medikamente

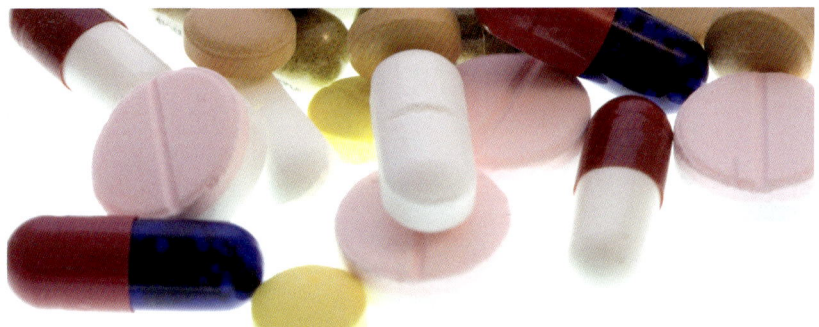

Medikamente sind in vielen Fällen Vitalstoffräuber. So kommt es bei einer längerfristigen Einnahme von Abführmitteln zu einem massiven Mangel an Vitalstoffen. Besonders brisant ist die verringerte Aufnahme von Kalium, welches für die Muskelkontraktion unverzichtbar ist. Fehlt Kalium, wird der Darm noch träger. Kaliummangel schwächt auch den Herzmuskel. Lipidsenker werden häufig verschrieben. Alle Medikamente, die die Fettaufnahme im Darm verringern, stören auch die Aufnahme der fettlöslichen Vitamine A, D, E und K sowie der Carotinoide.

Wer Cholesterinsenker einnimmt, produziert weniger körpereigenes Q10. Dieses Co-Enzym ist für den Zellstoffwechsel und für den Herzmuskel enorm wichtig. Q10 ist darüber hinaus ein hervorragendes Antioxidans und Stärkungsmittel.

Säurepuffer gegen Sodbrennen werden ebenfalls häufig eingenommen. Antacida wie z. B. Rennie („… räumt den Magen auf") bilden mit Eisen und

Zink schwer lösliche Komplexe. So werden dem Körper bis zu 70 % dieser wichtigen Mineralstoffe entzogen. Zusätzlich blockieren sie Vitamin C in seiner Funktion.

Kortison hemmt die Aufnahme von Kalzium (Osteoporose) und senkt den Vitamin C- und Vitamin B6-Spiegel.

Viele ältere Menschen nehmen Entwässerungsmittel. Durch Diuretika, wie diese Medikamente genannt werden, scheidet der Körper jedoch nicht nur Wasser aus. Magnesium, Kalium, Zink, Vitamin B1 und Folsäure gehen dem Körper ebenfalls verloren. Die Liste ließe sich noch weiter fortführen.

Acetylsalicylsäure (Aspirin) hemmt die Aufnahme von Vitamin C. Paracetamol führt zu einem Mangel der Vitamine B1, K und Niacin. Auch Antidepressiva haben diese Nebenwirkung.

Sport erhöht ebenso den Vitalstoffbedarf. Zum einen gehen über den Schweiß Mineralstoffe und Spurenelemente verloren, zum anderen werden für die Regeneration vermehrt Vitalstoffe wie Omega-3-Fette, Vitamin C, Silizium etc. gebraucht. Die erhöhte Produktion von freien Radikalen sollte mit Antioxidantien ausgeglichen werden.

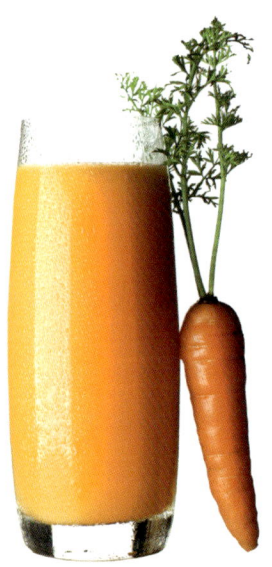

Alle genannten Gründe sprechen dafür, sich nicht nur hervorragend zu ernähren, sondern auch regelmäßig Nahrungsergänzungsmittel und frisch gepresste Säfte zu verwenden.

Bei den Nahrungsergänzungsmitteln sind natürliche wie Süßwasseralgen, Gräser, fermentierte Braunhirse, Acerola-Pulver etc. den synthetisch hergestellten vorzuziehen. Was nützen Ihnen billige, synthetisch isolierte Vitamine vom Discounter, die Ihr Körper kaum verwerten kann?

Gerade bei Nahrungsergänzungsmitteln sollten Sie auf Qualität achten. und immer wieder abwechseln. Da sie den Lebensmitteln zugerechnet werden, sollten Sie variieren. Sie essen ja auch nicht jeden Tag Grünkohl, oder?

Tipp: Spüren Sie, was Ihnen gut bekommt.
        Das was Ihr Wohlbefinden verbessert,
        sollten Sie häufiger und regelmäßiger nehmen.

Wichtige Vitalstoffe für Ihre Gesundheit ...

In der Fachliteratur werden bestimmte Vitalstoffe häufig empfohlen, da viele Menschen Mangelerscheinungen haben.

Im Einzelnen sind dies:

• Magnesium und Kalzium

Beide Mineralstoffe werden oft in einem Atemzug genannt. Sowohl Magnesium als auch Kalzium sind für den Knochenstoffwechsel wichtig – aber nicht nur. Magnesium allein wird für über 300 verschiedene Enzyme benötigt. In Stresssituationen wird vermehrt Magnesium verbraucht.

Optimal ist, wenn das Verhältnis von Kalzium und Magnesium stimmt. Bei dem Mittel MaKal ist dies der Fall.

Es ist ein Dolomitgestein. MaKal wird besonders gut im Darm aufgenommen, wenn gleichzeitig fermentierte Braunhirse (Sojall) eingenommen wird. Orotsäure, die man in den fermentierten Sojall-Hirseprodukten findet, sorgt dafür, dass die Resorption verbessert wird.

• Silizium

Silizium wird auch das Schönheitsmineral genannt. Es sorgt für kräftiges volles Haar, schöne Fingernägel, stabile Knochen und für eine schöne, glatte Haut. Darüber hinaus ist Silizium für unser Immunsystem wichtig. Auch in der Krebstherapie wird dieser Mineralstoff eingesetzt.

Die beste Quelle für Silizium ist ein Extrakt aus Ackerschachtelhalm. Es gibt zwar Silizium, auch Kieselsäure genannt, als Gel oder als Pulver, doch rate ich eher zum Ackerschachtelhalm-Extrakt, da es sehr gut vom Körper aufgenommen wird.

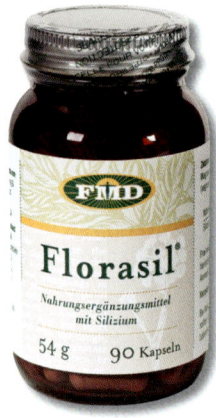

Auch für Sportler ist es hervorragend, da es gut für sämtliche Gelenke ist (natürlich auch für alle Menschen mit Gelenkproblemen wie Arthrose, Arthritis, Rheuma etc.).

Kalzium und Magnesium machen Knochen hart, Silizium macht sie elastisch.

Braunhirse, vor allem die fermentierte, ist ebenfalls ein guter Siliziumlieferant.

• Selen

Europa gilt größtenteils als Selen-Mangelgebiet. Dieses Spurenelement wird hierzulande kaum noch in den Böden gefunden. Doch es gibt noch weitere Gründe für den Selenmangel. Magen-Darm-Erkrankungen, vor allem chronische Entzündungen im Darm, vermindern die Aufnahme von Selen aus der Nahrung.

Da zur Ausleitung von Schwermetallen ebenfalls Selen benötigt wird, kann es auch durch Quecksilber, Cadmium, Aluminium etc. zu einem Selenmangel kommen.

Hinweise auf zu wenig Selen können sein: Muskelschwäche, Herzinsuffizienz, Aufhellung von Haut und Haaren, Augenerkrankungen, Fertilitätsstörungen und Schwächung des Immunsystems. Wie kein anderes Spurenelement steht das Selen im Blickpunkt des Interesses bei den Biologen, Biochemikern, Ernährungsphysiologen und Medizinern. Sein Wirkungsspektrum ist in den letzten Jahren immer gründlicher erforscht worden.

Dieses in früheren Zeiten als Gift verkannte Element ist als essenzieller Bestandteil unserer Ernährung ein lebenswichtiger Baustein für jede einzelne Körperzelle. Als Bestandteil von Enzymen wie der Glutathionperoxidase, die eine umfassende gesundheits- und lebenserhaltende Funktion ausübt, muss es dem Organismus permanent zur Verfügung gestellt werden.

Zu den wichtigsten Selenwirkungen gehören:

1. der Schutz der Zelle vor „freien Radikalen", die als hauptsächliche Verursacher vorzeitiger Alterungsprozesse gelten

2. die Erhöhung der körpereigenen Resistenz (Abwehrkraft) gegen Krankheitserreger einschließlich Viren und Umweltgifte

3. die immunstimulierende Wirkung

4. der Schutz vor giftigen Schwermetallen

5. die krebsschützende Wirkung

6. die Funktionserhaltung von praktisch allen Organen, einschließlich des Herzens, der Leber, der Schilddrüse, der Muskeln sowie der Lymphozyten

Prof. Gruber vom Wilhelminenspital der Stadt Wien hat in den vergangenen Jahren klinische Erfahrungen bei den verschiedenartigsten Spurenelement-Mangelerkrankungen gesammelt. Er hat festgestellt, dass gerade ältere Menschen mit mehrfachen Gesundheitsstörungen immer häufiger die Symptome eines Spurenelementemangels zeigen. Unter diesen Erkrankungen sei besonders der Mangel an Selen in den letzten Jahren sprunghaft angestiegen.

Prof. Gruber setzt Selen als Hilfsmittel (Adjuvans) bei folgenden Erkrankungen ein:

- Alzheimer
- Augenkrankheiten
- Hauterkrankungen
- Morbus Parkinson
- Arteriosklerose
- Bauchspeicheldrüsenleiden
- koronare Herzkrankheit

Selen wird zunehmend zur Krebsprophylaxe (Vorbeugung) eingesetzt. Zwar ist Krebs keine Selen-Mangelkrankheit, aber Selen fördert deutlich die Immunabwehr des Körpers. Ein zu niedriger Selenstatus schwächt die körpereigene Abwehr gegenüber krebserregenden Stoffen. Niedrige Selenwerte im Blut zeigen also ein erhöhtes Krebsrisiko an. Das Gleiche gilt für ein erhöhtes Infarktrisiko.

Wieviel Selen brauchen wir täglich?

50 - 200 Mikrogramm (mcg) gelten als ausreichend und sicher. Bis 500 mcg sind auf jeden Fall auch über eine längere Einnahme unbedenklich. Mit der Nahrung nehmen Frauen durchschnittlich 38 mcg und Männer 47 mcg täglich zu sich, liegen also deutlich unter dem empfohlenen Minimalwert. Besonders mangelhaft versorgt sind Risikogruppen wie Schwangere, stillende Mütter, Alkoholiker, Patienten mit parenteraler Ernährung, Vegetarier, Herzkranke und eben ältere Menschen.

Fachleute empfehlen die Aufnahme von 100 - 300 mcg pro Tag durch Nahrungsergänzung. Dies gilt besonders bei bestehenden Störungen, also zur Verbesserung der Abwehrlage bei Krankheiten, aber auch bei sportlichen Anstrengungen, bei Belastungen durch Schwermetalle (Blei, Cadmium, Quecksilber, Amalgam!) sowie bei der Einnahme entwässernder Medikamente.

Bei Stress verbraucht unser Organismus mehr Selen. Auch eine Operation bedeutet Stress, deshalb empfehle ich, vor und nach einer Operation vermehrt Selen einzunehmen. Da der Selengehalt der Pflanzen aufgrund des ökologischen Ungleichgewichts (saurer Regen, Kunstdünger ...) in den letzten Jahren sehr stark zurückgegangen ist, empfiehlt sich, Selen über Nahrungsergänzungsmittel aufzunehmen.

„Es gibt 1000 Krankheiten, aber nur eine Gesundheit!"

Arthur Schopenhauer (1788 - 1860)

Selen ist wichtig
- zum Schutz der Zellen vor oxidativem Stress
- für das Immunsystem und die Schilddrüse
- für Haare, Nägel und die Bildung von Samenzellen

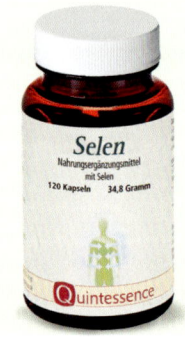

200 µg Selen pro Kapsel

• Zink

Das Spurenelement Zink hat in Ihrem Körper sehr viele unterschiedliche Aufgaben. Es wird für über 200 Enzyme benötigt.

Zink ist wichtig für:
- eine geregelte Zellteilung
- die Eiweißverdauung
- ein funktionstüchtiges Immunsystem
- den Hormonhaushalt
- den Insulinhaushalt
- die Wundheilung
- den Alkoholabbau
- die Schwermetall-Ausleitung
- den Säure-Basenhaushalt
- die Melatonin-Synthese (Schlafhormon)

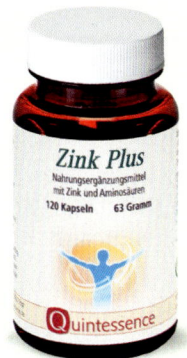

Zink ist auch das Spurenelement, das den stärksten Bezug zu unserer Psyche hat. Ängste, Depressionen, Magersucht, Psychosen und Hyperaktivität sind fast immer durch einen Zinkmangel gekennzeichnet. Zink findet man in Fleisch und in Fischen. Gute pflanzliche Quellen sind Hülsenfrüchte und Zink-Spirulina.

Tipp: *Bereits eine Kapsel Zink Plus von Quintessence decke 150 % des empfohlenen Tagesbedarfes.*

• Eisen

Sind Sie oft müde, blass, appetitlos, gereizt, lustlos, infektanfällig? Dann leiden Sie möglicherweise an Eisenmangel. Bei Frauen tritt ein Eisenmangel aufgrund der monatlichen Menstruation recht häufig auf. Eisen ist wichtig für den Sauerstofftransport im Blut – daher auch die verminderte Leistungsfähigkeit bei einem vorliegenden Mangel.

Sesam, Quinoa, Rote Bete, Kräuter und Beeren enthalten relativ viel Eisen. Das pflanzliche Spezialtonikum „Blut-Quick" ist ein ausgezeichnetes Mittel für die Versorgung mit Eisen. Es wird aus Kräutern, u. a. Brennnesseln und dunklen Beerensäften hergestellt. Mann/Frau spürt förmlich den Zuwachs an Lebensenergie durch eine Kur mit diesem speziellen, blutbildenden Saft. Alle roten und grünen Lebensmittel enthalten Eisen.

„In der ersten Hälfte unseres Lebens opfern wir unsere Gesundheit, um Geld zu erwerben.

In der zweiten Lebenshälfte opfern wir unser Geld, um die Gesundheit wieder zu erlangen."

Voltaire

• **Chrom**

Dieses Spurenelement empfehle ich vor allem für Diabetiker, denn Chrom wird unbedingt für den Insulinstoffwechsel gebraucht. Chrom kommt in Weizenkeimen, Eidotter und in Vollkornprodukten vor.

Ein gutes Nahrungsergänzungsmittel ist „Spiru-Complex". Neben Chrom findet man als Hauptvitalstoffe noch Zink und Selen darin.

Für Diabetiker sind alle drei Spurenelemente wichtig – plus der B-Vitamine, die man natürlicherweise auch in Spirulina findet.

Damit hätten wir die wichtigsten Mineralstoffe aufgezählt, auf die Sie achten sollten. Nun kommen wir zu den Vitaminen.

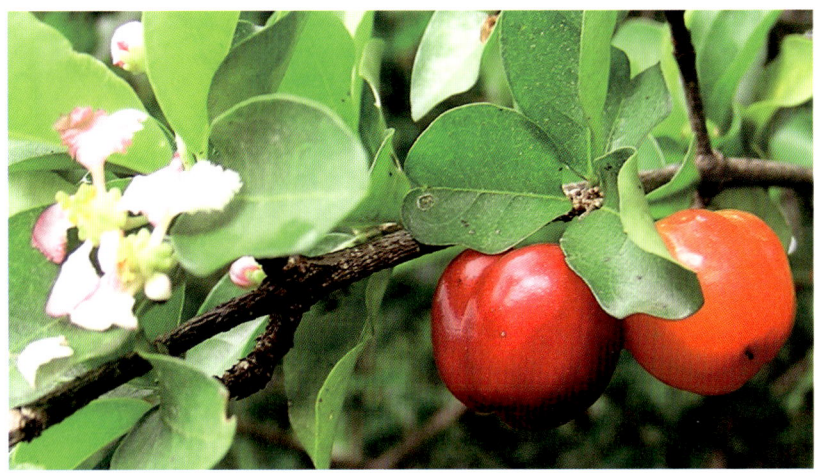

• Vitamin C

Die deutsche Gesellschaft für Ernährung gibt den täglichen Bedarf von Vitamin C mit 75 mg an. Forscher, die sich ernsthaft mit dieser Thematik auseinandergesetzt haben, vertreten den Standpunkt, dass dies gerade genügt, um Skorbut zu verhindern.

Linus Pauling, der Vitaminforscher und zweifache Nobelpreisträger, plädierte für 18 Gramm Vitamin C pro Tag! Zeitweise hat er zu Testzwecken bis zu 50 g = 50 000 mg täglich eingenommen, mit dem Ergebnis, dass keinerlei schädliche Nebenwirkungen aufgetreten sind. Inzwischen liegen viele Forschungsergebnisse vor, die beweisen, dass selbst große Mengen keine toxischen Wirkungen haben.
Vitamin C aus natürlichen Quellen ist selbstverständlich vorzuziehen, weil es der Körper besser verwerten kann. Künstliche Ascorbinsäure kann zu einer Demineralisierung führen, wenn nicht genügend basische Mineralstoffe in der Ernährung vorhanden sind.

Eine der Vitamin C-reichsten Früchte ist die Acerola-Kirsche mit bis zu 5.000 mg/100 g. Auch Wildkräuter und Keimlinge enthalten viel Vitamin C.

Tiere sind in der Lage, Vitamin C im eigenen Körper zu synthetisieren. Sie können täglich 1.000 bis 20.000 mg Vitamin C selbst bilden. Glaubt da jemand allen Ernstes, der Bedarf des Menschen sei mit 75 mg pro Tag gedeckt?

Vitamin C hat im Körper wichtige Aufgaben zu erfüllen:

- ist beteiligt an der Synthese von Proteinen

- wichtig für die Bildung und Erhaltung von Kollagen und anderen Bindegeweben

- notwendig für die Aufnahme von Kalzium, Eisen und anderen Mineralstoffen

- reguliert den Cholesterinspiegel

- notwendig für die Bildung von bestimmten Enzymen und Hormonen

- wichtig für die Funktion unserer Drüsen

- unverzichtbar für das Immunsystem

- wichtiger Radikalfänger

- reduziert Acetonkörper (Vitamin C wirkt damit auch gegen Ermüdung)

- stimuliert das Wachstum einer gesunden Darmflora und fördert so die Vitamin-B-Synthese

- hilfreich bei der Wundheilung, auch bei Zahnfleischbluten und Parodontose

Zu den ganz speziellen Fähigkeiten von Vitamin C gehört, dass es sowohl organische als auch anorganische Gifte neutralisieren kann. Dazu gehören vor allem Quecksilber, Cadmium, Blei, Arsen, Benzol und weitere industrielle Schadstoffe.

Vitamin C bietet zudem wirksamen Schutz gegen freie Radikale. Es kann vor zahlreichen Krankheiten schützen oder helfen, diese zu überwinden. Dazu gehören Arthritis, Rheuma, Kinderlähmung, Hepatitis, Herpes, Tollwut, Pocken, Tuberkulose, Keuchhusten, Lepra, Typhus, Ruhr, Krebs, Leukämie, Grippe, Arteriosklerose und verschiedene Formen von Herzerkrankungen.

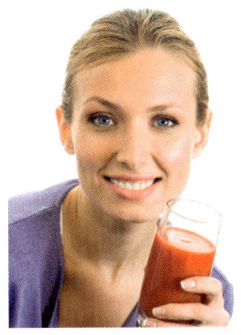

Wenn Sie Vitamin C einnehmen, z. B. aus der Acerola-Kirsche, dann ist es sinnvoll, die Dosis über den Tag zu verteilen. Bei einer Dosis von mehr als zwei Gramm reinem Vitamin C würde der Organismus den Überschuss über die Nieren ausscheiden.

In Zeiten höherer Belastung können Sie durchaus je zwei Teelöffel Acerola-Pulver morgens und abends trinken. Einfach in Wasser oder Saft einrühren - fertig!

• Vitamin E

Ebenso wie Vitamin C ist auch Vitamin E ein echtes Multitalent. Es wird für die unterschiedlichsten Aufgaben im Körper benötigt. Da es sehr gut vor freien Radikalen schützt, wird Vitamin E auch als Anti-Aging-Vitamin bezeichnet, manchmal auch als Fruchtbarkeitsvitamin.

Weitere Funktionen von Vitamin E:

- Immunsteigerung

- Schutz vor Arteriosklerose und Schlaganfall

- vermindert das Thromboserisiko

- senkt den Insulinbedarf

- Zellschutzmittel in der Krebs-Prophylaxe

- verbessert die Beweglichkeit von Gelenken

- beugt der Hautalterung vor

- schützt das Gehirn vor oxidativen Prozessen (Alzheimer und Parkinson)

- schützt vor Augenerkrankungen wie z. B. Grauer Star

- Schutz vor Herz-Kreislauf-Erkrankungen

Sie sehen, die Hauptaufgabe des Vitamin E ist es, alle möglichen Zellstrukturen zu schützen. Vor allem Fett wird durch Vitamin E vor Oxidation bewahrt. Weil alle Zellmembranen Fett enthalten, ist Vitamin E für all unsere 70 Billionen Zellen wichtig.

Da unser Gehirn zu 60 % aus Fett besteht (ohne den Wasseranteil) ist klar, warum das Schutzvitamin hier besonders gebraucht wird. Interessanterweise kommt in der Natur Vitamin E in nennenswerten Mengen in Ölsaaten vor. Dort hat es die Aufgabe, die mehrfach ungesättigten Fettsäuren vor Oxidation zu schützen. In der Natur ist alles gut durchdacht, daher sollten wir sie immer als Vorbild nehmen!

In den Fachbüchern wird immer Weizenkeimöl als beste Vitamin E-Quelle genannt. Vergessen Sie es gleich wieder. Das, was Sie in den Läden erhalten ist fast immer hoch erhitzt.

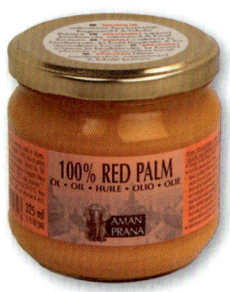

Als hervorragenden Vitamin E-Lieferanten empfehle ich gerne das rote Palmöl. Es enthält alle acht Vitamin E-Sorten.

Sie können rotes Palmöl als Brotaufstrich verwenden, in Suppen geben oder zu Gemüse- und Kartoffelgerichten. Es verleiht dem Essen eine schöne, goldgelbe Farbe. Sogar zum Kuchenbacken ist es geeignet.

Auch die Öle *Omega-3-Plus* und *Omega-3-DHA* von Dr. Erasmus enthalten ausreichend viel Vitamin E. Zum einen durch die kaltgepressten Keimöle darin, zum anderen durch einen Extrakt aus der Soja-Bohne (frei von Gentechnik).

• Vitamin A

Vitamin A ist wichtig für eine gesunde, schöne Haut, für unser Immunsystem und für gutes Sehen. Unser Körper kann aus Carotinoiden selbst Vitamin A bilden. Es gibt über 500 verschiedene Carotinoide. Das Häufigste und gleichzeitig auch das Bekannteste ist das Beta-Carotin. Carotinoide sind schützende Farbpigmente aus der Natur. Sie färben Tomaten rot, Paprika gelb und Karotten orange.

Carotinoide schützen Pflanzen vor einem Sonnenbrand. Auch bei uns Menschen wirken sie als Sonnenschutz von innen, indem sie die durch UV-Licht gebildeten freien Radikale abfangen. Zur Vorbereitung auf Sonnenbäder werden mittlerweile Beta-Carotin-Kapseln angeboten. Ich empfehle vor einem Sonnenbad Spirulina. Diese Süßwasseralge enthält 14mal so viel ß-Carotin wie Karotten. Spirulina ist ein ganzheitliches Lebensmittel mit vielen Vitaminen, Mineralstoffen und Spurenelementen. Es enthält auch viel Chlorophyll, das die Haut noch zusätzlich vor einem Sonnenbrand schützt. Jedes Kind weiß heute, wie gefährlich ein Sonnenbrand ist.

Noch schädlicher ist allerdings, die Haut gar nicht mehr der Sonne auszusetzen. Das zeigte klar und deutlich eine Studie der US-Marine. Man verglich hier die Hautkrebsrate der Seeleute, die auf dem Deck von Flugzeugträgern ihren Dienst taten, mit jenen, die den ganzen Tag unter Deck waren. Erstaunlicherweise bekamen nicht diejenigen Hautkrebs, die fast den ganzen Tag der Sonne ausgesetzt waren, sondern gerade jene, die im Dunkeln ihre Arbeit vollbrachten.

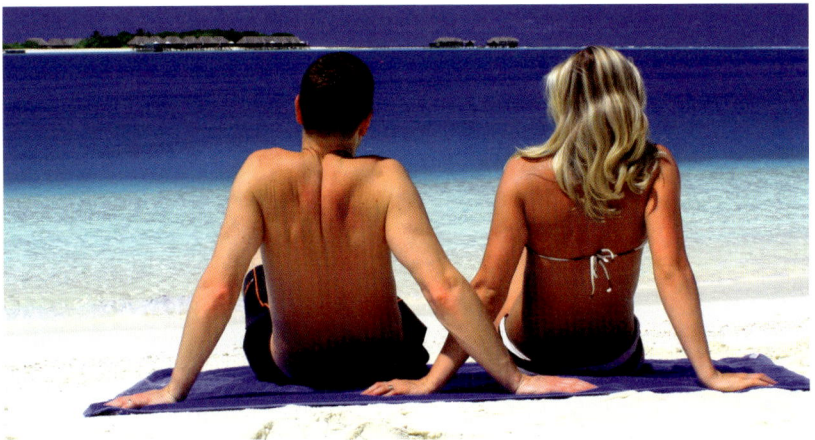

Sonnenlicht ist sehr wichtig für unsere Gesundheit. Wir bilden dadurch vermehrt Vitamin D – ein wichtiger Krebsschutzfaktor, der nebenbei auch noch für stabile Knochen sorgt.

Also gemäßigtes Sonnenbaden ja – aber bitte mit ausreichendem Schutz durch verschiedene Carotinoide und weitere Antioxidantien.

Vitamin A und die Carotinoide sind noch wichtig für:

- ein gutes Sehvermögen

- den Aufbau roter Blutkörperchen

- den Eiweiß- u. Fettstoffwechsel

- gesunde Nervenzellen

- die Synthese von Testosteron und Östrogen

- die Stimulation von natürlichen Killerzellen (bekämpfen Krebszellen)

Carotinoide und Vitamin A erhöhen auch die Kommunikationsfähigkeit der Zellen. Dadurch wird die Bildung von Krebszellen gemindert. Lycopin, der rote Farbstoff der Tomaten, wird seit einigen Jahren unterstützend in der Krebstherapie eingesetzt. Laut einer finnischen Studie kann durch einen hohen Vitamin A-Spiegel die Krebsanfälligkeit um etwa 40 % reduziert werden. Auch gegen chronische Entzündungen hilft Vitamin A – z. B. bei Rheuma, Blasenentzündungen, Darmentzündungen etc..

Vitamin A hat unter allen Vitaminen den stärksten kosmetischen Effekt. Manchmal wird es auch das „Schönheitsvitamin" genannt. Es kann bei Neurodermitis, Schuppenflechte oder Akne wahre Wunder bewirken. Es soll sogar gegen Faltenbildung helfen.

Wir sehen also, dass die Vitamine A, C und E von großer Bedeutung sind. Alle drei sind wichtige Radikalfänger.

• B-Vitamine

Die B-Vitamine werden oft als „Nervenvitamine" bezeichnet. Vor allem das B_3 (Niacin) ist wichtig bei neurologischen Störungen wie Depressionen, Lernstörungen, Neuralgien und Schizophrenie. Auch bei Kopfschmerzen, Ängsten und Schlafstörungen ist B_3 wichtig. Vitamin B_1 hat ebenfalls einen starken Bezug zu unserem Nervensystem. B_6 ist an über 60 verschiedenen Enzymreaktionen beteiligt und B_{12} ist unerlässlich für eine gesunde Blutbildung. B-Vitamine werden vor allem in Stresssituationen vermehrt benötigt.

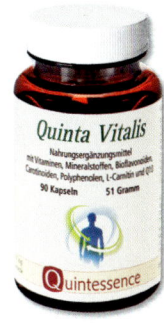

Ein sehr gutes Nahrungsergänzungsmittel, das die meisten essentiellen Vitalstoffe enthält, ist Quinta Vitalis.

Neben den wichtigen B-Vitaminen B_1, B_2, B_3, B_5, B_6 und B_{12} enthält Quinta Vitalis noch Folsäure, Beta-Carotin, Lutein, CoEnzym Q10, Zink, Selen, Vitamin E und Vitamin C. Dazu noch Extrakte aus grünem Tee, Kürbiskern, Granatapfel und Rotklee-Isoflavone.

Wenn man nicht gerne Kapseln schluckt, kann man sie öffnen und z. B. in Gemüse- und Obstsäfte mischen. Quinta Vitalis ist fast schon so etwas wie eine Rundumversorgung mit Vitalstoffen, jedoch kein kompletter Ersatz für Obst und Gemüse.

Vitamine – die bessere Medizin

Wissenschaftler erkennen immer mehr, dass bei kranken Menschen in den Zellen eine Mangelsituation vorliegt. Wir müssen mit unserer Ernährung rund 50 Stoffe aufnehmen, die unser Körper nicht selbst herstellen kann. Man bezeichnet diese als „essentiell". Alle Vitamine gehören dazu, ebenso bestimmte Eiweißbausteine (Aminosäuren), die Omega-3- und Omega-6-Fettsäuren, Mineralstoffe und Spurenelemente.

Seit mehreren Jahrzehnten gibt es einen Zweig in der Medizin, der nur mit den richtigen Vitalstoffen gezielt Krankheiten heilt – die orthomolekulare Medizin.

Sie können die Bedeutung der Vitalstoffe besser verstehen, wenn Sie an eine mechanische Uhr mit ihren Zahnrädern denken, die alle ineinander greifen. Fehlt nur ein einziges Zahnrad, gerät die komplette Uhr ins Stocken.

Ähnlich ist es in unserem Körper. Nehmen wir das Beispiel von einem Vitamin B_1-Mangel. Laut der Weltgesundheitsorganisation (WHO) ist B_1-Mangel in der westlichen Welt sehr weit verbreitet. Das ist auch kein Wunder, denn wir essen allgemein viel zu viel Zucker und Backwaren aus hellem Mehl. Zucker und helles Mehl gelten als Vitamin B_1-Räuber, da dieses Vitamin zum Abbau von Kohlehydraten benötigt wird.

Vitamin B$_1$-Mangel kann zu folgenden Krankheiten und Symptomen führen:

- Stockung des Abbaus von Brenztraubensäure; dadurch steigt im Blut und Gewebe die Milchsäurekonzentration
- Anstieg der Brenztraubensäure im Gehirn und Herz. Der Abbau der Brenztraubensäure ist jedoch Voraussetzung für die Bildung der Zitronensäure, es wird folglich der Zitronensäurestoffwechsel gestört
- Die Leber kann kein Glykogen speichern
- Störungen im Insulinhaushalt (vor allem bei gleichzeitigem Chrommangel)
- Veränderungen im Phosphathaushalt
- Störungen des Nukleotidstoffwechsels
- Störungen des Purinstoffwechsels, dadurch wird Gicht begünstigt
- Brachycardie = langsamer Puls, Frühsymptom des B$_1$-Mangels
- Vitamin B$_1$ baut Fettsäuren auf; bei Mangel führt das zu Fettresorptionsstörungen
- Keine ausreichende Bildung von Magensäure; führt zu Appetitmangel
- Störung der Peristaltik und des Tonus der Magen-Darm-Muskulatur
- Störungen des Eiweißstoffwechsels, da Vitamin B$_1$ Histidin abbaut (wichtig bei Neurodermitis, da Histidin die Vorstufe von Histamin ist, ein Gewebshormon, das mitverantwortlich für den Juckreiz ist)
- Störungen im hormonellen Bereich
- Störungen im Bereich der Nebennierenrinde
- Störungen im Bereich der Schilddrüsenhormone
- Anhäufung von östrogenen Hormonen führt bei Frauen zu: Zwischenblutungen, Spannungen in der Brust, Überfunktion des Hypophysenvorderlappens
- Gehirnerkrankungen, Gefäßerkrankungen, Blutungen
- Ödeme, Hypoproteinämie
- Vegetative Störung, z. B. Müdigkeit, Schlappheit, Leistungsschwäche, depressive Verstimmungen, Kopfschmerzen usw.
- Magengeschwüre und Polyarthritis

Nebenbei bemerkt: Dunkles Mehl ist nicht zwangsläufig gesundes Mehl! Nicht selten ist es nur mit Zucker-Couleur dunkel gefärbt.

Durch eine naturbelassene, ausgewogene Ernährung, einen gesunden Darm und eine gesunde Auswahl natürlicher Nahrungsergänzungsmittel wie Spirulina, Chlorella, Quinta Vitalis, Acerola usw. können Sie eine Mangel-Situation sicherlich verhindern.

Erinnern Sie sich immer wieder daran, dass für die Gesundheit Ihrer 60 bis 70 Billionen Zellen zwei Dinge enorm wichtig sind:

1. Die Zellen müssen mit allem versorgt sein, was sie benötigen

2. Der Abtransport der Stoffwechselrückstände muss gewährleistet sein (Entschlackung, Entgiftung)

Wenn Sie allein schon diese zwei Punkte beachten, werden Sie sich auf jeden Fall besser fühlen.

Die Vitamine des 21. Jahrhunderts

Nach grünen und gelben Lebensmitteln zur Abwechslung mal etwas Rotes. Jeder hat schon mal davon gehört, dass Rotwein gesund sein soll. Vielleicht kennen Sie auch den Begriff „französisches Paradoxon".

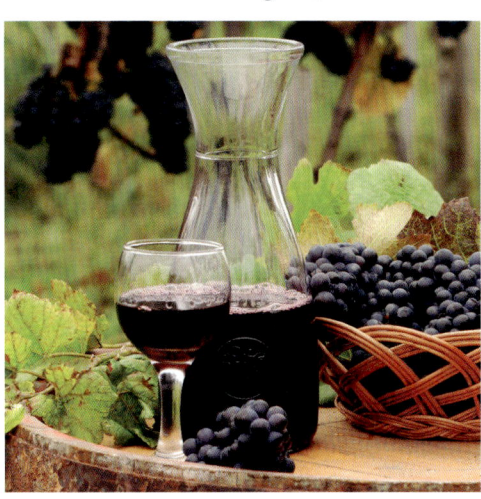

Gemeint ist Folgendes: Die Franzosen essen gerne viel und spät. Sie essen viel Weißbrot, fetten Käse und sie rauchen die stärksten Zigaretten, die es in Europa gibt. Und doch bekommen sie weniger Krebs und weniger Schlaganfälle und Herzinfarkte als die übrigen Europäer. Sie müssen irgendeinen geheimen Zaubertrank haben, der ihr Leben verlängert.

Wie ich bereits erwähnte, lebte die älteste Bürgerin der Welt in Südfrankreich und verstarb vor einigen Jahren im Alter von 124. Sie schwor, wie alle anderen Franzosen auch, auf ihr tägliches Glas Rotwein.

Gut, Alkohol konserviert – aber er zerstört in größeren Mengen genossen auch Gehirn- und Leberzellen. Der Alkohol wird es also kaum sein, der lebensverlängernd wirkt. Was ist es dann?

Es sind die sekundären Pflanzenstoffe in der Weintraube. Vor allem das Resveratrol und OPC. Jede Pflanze bildet in geringen Mengen Stoffe, um sich vor Feinden zu schützen. Essen wir Obst und Gemüse, dann schützen uns diese Pflanzenstoffe auch vor Krebszellen, Viren, Bluthochdruck etc.

Sekundäre Pflanzenstoffe, kurz SPS, werden auch die „Vitamine des 21. Jahrhunderts" genannt. In der Regel sind es jene Stoffe, die Obst und Gemüse eine leuchtende Farbe geben.

Einige Stoffe haben Sie bereits kennengelernt: Katechine, Curcumin, Chlorophyll, Anthocyane ...

Bis heute wurden mehr als 12.000 verschiedene vitaminähnliche Stoffe identifiziert. Etliche davon werden immer wieder als wirkungsvolle Schutzfaktoren gegen Krebs erwähnt.

Die Weltgesundheitsorganisation (WHO) ist nach Auswertung von etwa 4.000 wissenschaftlichen Studien zu folgender Erkenntnis gelangt: Die Zahl der Krebserkrankungen könnte weltweit um 30 bis 40 % gesenkt werden, wenn die Ernährung auf mehr Obst und Gemüse umgestellt würde. Auch in der Prävention von Herz-Kreislauf-Erkrankungen spielen die sekundären Pflanzenstoffe eine entscheidende Rolle. Womit wir wieder bei den Franzosen wären.

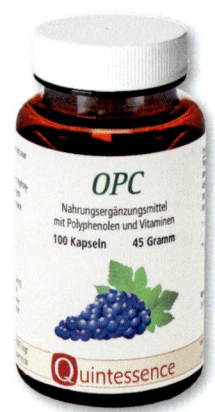

Resveratrol scheint einer der besten Naturstoffe gegen Krebs und OPC offensichtlich der beste Schutz für gesunde Zellen und Blutgefäße zu sein. Beide Stoffe werden aus der Weintraube gewonnen.

Die Heilkraft von Vitamin D

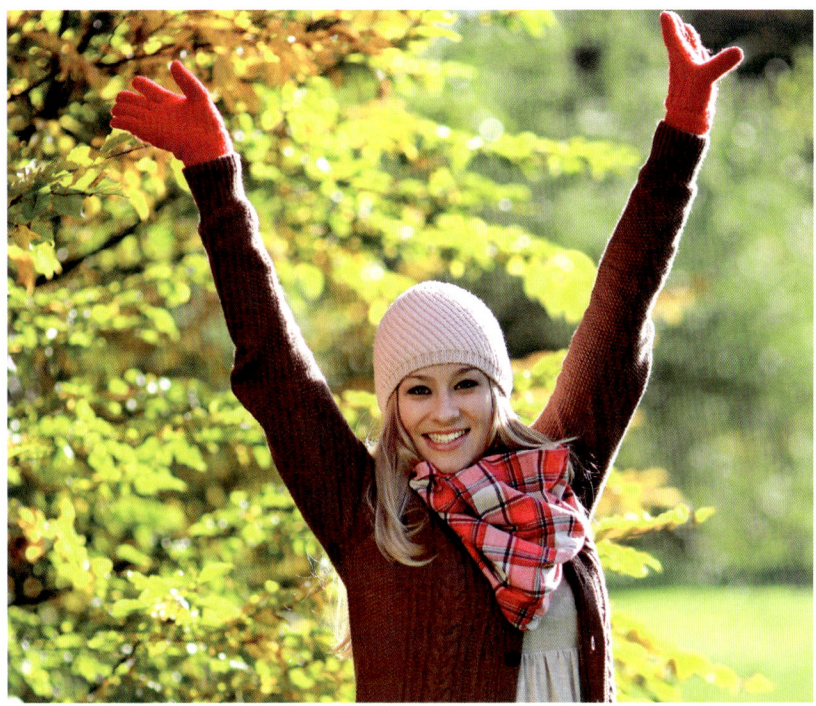

Vitamin D ist ein Multitalent. Das „Sonnenvitamin" oder „Supervitamin", wie es auch genannt wird, ist ein Schlüsselfaktor für die Vorbeugung und Therapie von Zivilisationskrankheiten. Laut Experten sind gerade in den Wintermonaten bis zu 90 Prozent der Bevölkerung unterversorgt.

Therapien im antiken Griechenland zur Zeit von Hippokrates (460-370 v. Chr.) waren einfach und doch sehr wirkungsvoll. Um kranke Menschen wieder gesund zu bekommen, nutzte man: Kräuter, Wasseranwendungen, Aderlässe, Schlaf und die Heliotherapie auf Deutsch: das Sonnenbad. Die neuesten Forschungen der letzten zehn Jahre zeigen, dass Sonnenlicht und das dadurch gebildete Vitamin D_3 eminent wichtig für unsere Gesundheit sind. Wir kennen es aus eigener Erfahrung. In den Wintermonaten ist nicht nur das Wetter trüber, sondern auch unsere Gedanken. Wir fühlen uns in der Regel nicht so gut wie im Sommer und sind anfälliger für Krankheiten aller Art. Grippewellen treten vor allem in den Wintermonaten auf, wenn der Vitamin D-Spiegel im Blut am geringsten ist. Bis vor zwei Jahrzehnten dachte man, Vitamin D_3 ist lediglich für starke Knochen wichtig.

Manch ein Leser wird sich vielleicht daran erinnern, dass er oder sie als Kind Lebertran als Schutz vor Rachitis schlucken musste. Heute ist die Wissenschaft schlauer, denn man weiß, dass D_3 eine Vielzahl von Stoffwechselvorgängen optimiert.

Dazu der Autor Jeff T. Bowles: *„Ich las oder überflog alle 52.000 wissenschaftliche Artikel und Studien über Vitamin D_3 in der PubMed. Datenbank (mittlerweile sind es bereits 55.000). Ich konnte feststellen, dass ein Mangel an Vitamin D_3 mit fast jeder in der Menschheit bekannten Krankheit in Zusammenhang stand."*

Schade, dass den Ärzten heute meist die Zeit fehlt, um Studien zu lesen. Oder hat ihr Arzt Ihnen schon mal empfohlen, Vitamin D_3 zu nehmen bei: Bluthochdruck, Allergien, Rheuma, Arthritis, Diabetes, Herzerkrankungen, Reizdarm, Makuladegeneration, Parkinson, MS, Alzheimer, Abwehrschwäche oder Krebs? Dabei ist das Supervitamin sehr preiswert. Eine Tagesdosis kostet nur zwischen 6 und 30 Cent. Im Sommer bekommen wir von der Sonne das Vitamin D_3 ab einem Sonnenbad von ca. 10 Minuten gratis. Billiger ist Gesundheit nicht zu haben.

Eine internationale Expertengruppe hat errechnet, dass bei ausreichender Vitamin D-Versorgung allein in Europa jährlich 187 Milliarden Euro im Gesundheitswesen eingespart werden könnte.

Das Bekenntnis eines Arztes

Dr. med. Raimund von Helden hat ein Buch über seine Erfolge mit der Vitamin D-Therapie geschrieben. Der Titel lautet: „Gesund in sieben Tagen". Auf den ersten Seiten schildert er, was ihn antrieb, diesen Bestseller zu verfassen:

„Bereits zwanzig Jahre hatte ich als Arzt gearbeitet, als ich 2005 erstmalig den Vitamin D-Gehalt im Blut einer Patientin bestimmen ließ: Der Wert lag unter-

halb der Messbarkeitsschwelle von 7 ng/ml. Mich quälte ein schlechtes Gewissen, weil ich bis dahin dieser Patientin die richtige Behandlung schuldig geblieben bin, obwohl Vitamin D zu geringen Preisen verfügbar war. Es verging danach kaum ein Tag, an dem ich nicht weitere Patienten mit einem starken Defizit entdeckte. Vitamin D-Mangel erwies sich als ein Massenphänomen. Es ist der häufigste pathologische Laborwert in Deutschland, ebenso wie in anderen Industrieländern. Es ist erschütternd, dass diese Tatsache in der praktizierten Medizin bislang unberücksichtigt blieb, obwohl die wissenschaftlichen Erkenntnisse klar und eindeutig sind …

Beim Erreichen eines optimalen Vitamin D-Spiegels stellten sich unglaubliche Heilungserfolge ein: Allergien gegen Nüsse, Äpfel und Tierhaare verschwanden, Migräne ging zurück, Schwindelanfälle mit Hörstörungen blieben aus, chronische Rückenschmerzen verflüchtigten sich, die Stimmung der Patienten verbesserte sich, Wadenkrämpfe blieben ebenso aus wie Sonnenallergie und jahrelange Mattigkeit. Chronische Müdigkeit und Depressionen konnten in vielen Fällen schon nach einer Woche verbessert werden. Bei Knochenschmerzen dauerte die Heilung allerdings länger, mitunter einige Monate. Die Vitamin D-Therapie ist preiswert, einfach und risikofrei."

Dr. Worm, Autor des Buches „Heilkraft D" betont übrigens:
„Außer einer besseren Laune fand man keinerlei Nebenwirkungen:"

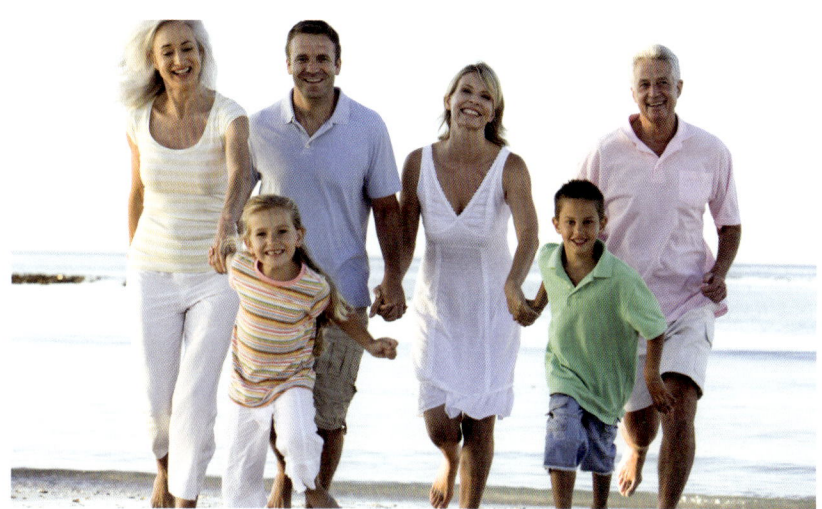

Wissenswertes über Vitamin D

Vitamine sind dadurch gekennzeichnet, dass unser Körper sie nicht selbst herstellen kann. Wir müssen Vitamine täglich mit der Nahrung zu uns nehmen. Doch genau genommen ist D_3 kein Vitamin, denn unser Körper kann es in der Haut aus Cholesterin und Sonnenlicht selbst synthetisieren.

Allerdings wird von Oktober bis April in unseren Breitengraden kein Vitamin D in der Haut gebildet. Wir müssen den Gesundheitsfaktor D_3 dann über die Nahrung oder als Ergänzungsmittel zu uns nehmen. Geringe Mengen von Vitamin D finden wir in tierischen Fetten wie Fisch, Eier, Milchprodukte und etwas höhere Mengen in Pilzen.

Experten, wie der Ernährungswissenschaftler Dr. Nicolai Worm gehen jedoch davon aus, dass unsere Ernährung nur 10 Prozent des Bedarfs an Vitamin D deckt. Ihrer Meinung nach sind bei uns im Winter rund 90 Prozent der Bevölkerung mit Vitamin D unterversorgt sind.

In vielen Köpfen ist abgespeichert: Vitamin D reguliert den Calciumhaushalt und ist daher wichtig für starke Knochen. Das ist richtig. Doch in den letzten Jahren hat man entdeckt, dass neben Knochenzellen noch 36 weitere Gewebearten Rezeptoren für Vitamin D haben. Darunter: Nieren, Leber, Dünn- und Dickdarm, Muskeln, Nerven, Haut, Brustdrüsen, Eierstöcke, Prostata und unsere Immunzellen. Rezeptoren sind wichtig, um Substanzen in die Zellen zu schleusen. Wenn also auf fast all unseren Zellen Rezeptoren für Vitamin D vorhanden sind, bedeutet dies: Nahezu jede Zelle benötigt Vitamin D. Nun begreifen wir, warum die gute alte Heliotherapie im antiken Griechenland so wirkungsvoll war.

Das Sonnenvitamin

Über viele Jahre wurde uns eingeredet, dass die Sonne ein gefährlicher Planet sei. „Auf keinen Fall ungeschützt in die Sonne", lautete die Devise der Hautärzte. Sicherlich, einen Sonnenbrand sollte man vermeiden, denn es entstehen dabei freie Radikale und die Haut wird nachhaltig geschädigt. Um die Vitamin D-Produktion der Haut anzuregen, genügen 10-20 Minuten Sonnenbad. Dabei produziert Ihr Körper 10.000 bis 20.000 IE (internationale Einheiten) Vitamin D. Wenn Sie im Sommer regelmäßig unbekleidet und ohne Sonnenschutz für 20 Minuten im Freien sind, reicht der Vorrat an Vitamin D bis ca. Oktober. Sonnencreme ab einem Lichtschutzfaktor von 14 verhindert die Vitamin D-Produktion in der Haut gänzlich.

Es klingt paradox, doch der beste Schutz gegen Sonnenbrand und gegen den schwarzen Hautkrebs (Melanom) ist eine gut gebräunte Haut. Der Grund dafür: UVB-Strahlen, die die Vitamin D-Produktion anregen, sorgen auch für die Bildung des Farbstoffs Melanin. Diese wiederum absorbiert UVA-Strahlen, die primär einen Sonnenbrand verursachen. Einziger Nachteil: Je brauner man ist, desto weniger Vitamin D wird noch gebildet. Ziel sollte also nicht sein, im Sommer besonders braun zu werden.

Seltsamerweise treten Melanome, die 85 Prozent aller tödlich verlaufenden Hautkrebsarten ausmachen, oft an Körperstellen auf, die nicht oder nur selten der Sonne ausgesetzt sind. Vor etlichen Jahren hat die US-Navy ihre Marinesoldaten, die auf Flugzeugträgern arbeiten, untersucht.

Noch ein paar Tipps zum richtigen Sonnenbaden: Wenn Sie sehr hellhäutig sind, beginnen Sie mit ein bis zwei Minuten. Danach wieder in den Schatten. Schützen Sie Ihre Haut von innen mit Antioxidantien vor Sonnenbrand. Bewährte Schutzstoffe sind OPC, Astaxanthin (z. B. in Oculi), Beta-Carotin (die Vorstufe von Vitamin A) in Chlorella und Spirulina. Haben Sie sich mal Gedanken gemacht, warum Pflanzen keinen Sonnenbrand bekommen? Das Chlorophyll schützt sie! Diesen Effekt können wir uns mit grünen Lebensmitteln ebenfalls zu Nutze machen.

Meiden Sie herkömmliche Sonnenschutzmittel. Die stecken voller umstrittener Substanzen wie z.B. Nanopartikel. Verwenden Sie Cremes mit natürlichen Inhaltsstoffen wie z. B. pH-Cosmetik. Diese ziehen zwar nicht so gut ein, sind aber mit Sicherheit nicht schädlich.

Empfehlenswert für Senioren und Übergewichtige

Es gibt etliche Faktoren, die den Bedarf an Vitamin D erhöhen: das Tragen verhüllender Kleidung (Schleier, lange Ärmel), der überwiegende Aufenthalt in geschlossenen Räumen, eine dunkle Hautfarbe und die Verwendung von Sonnenschutzmitteln (Lichtschutzfaktor 14 und höher).

Darüber hinaus gibt es noch zwei Risikogruppen: Übergewichtige und Senioren. Bei Adipösen ist trotz größerer Hautoberfläche nach Sonnenbestrahlung deutlich weniger Vitamin D im Blut nachweisbar als bei Schlanken. Denn das Sonnenvitamin wird vermehrt im Fettgewebe gespeichert und steht somit nicht mehr für Knochenaufbau und Zellgesundheit zur Verfügung. Der Vitamin-D-Bedarf bei Übergewichtigen ist zwei- bis dreimal höher.

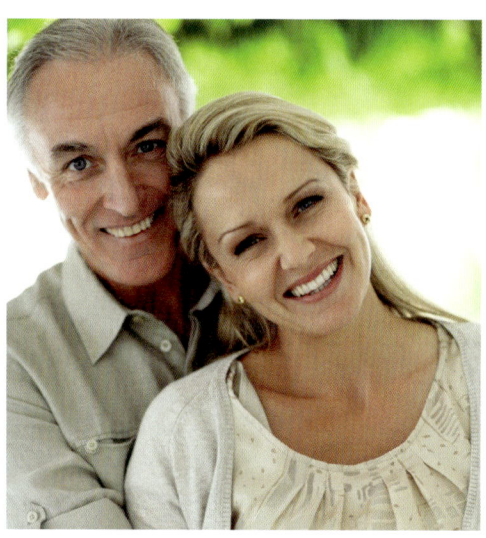

Bei älteren Menschen ist die Fähigkeit zur Vitamin D-Synthese in der Haut auf etwa ein Drittel reduziert, im Vergleich zu einem 20-jährigen Menschen. Zahlreiche Forscher fanden in den letzten Jahren heraus, dass Muskelschmerzen, Stürze und Knochenbrüche umso häufiger auftreten, je schlechter der Vitamin D-Blutspiegel ist. Umgekehrt haben Senioren mit guter Vitamin D-Versorgung seltener Muskelschwäche, Stürze und Knochenbrüche.

Dr. Worm schreibt dazu: „Allein durch Vitamin D-Gaben reduziert sich das Sturzrisiko durchschnittlich um 22 Prozent. Im Alter nehmen Herzkrankheiten, Diabetes II, rheumatische Arthritis, Krebs und neurologische Erkrankungen zu."

Im Jahr 2010 veröffentlichte das British Medical Journal einen Bericht, wonach Vitamin D unter anderem gegen Darmkrebs schützt. Eine an über einer halben Million Menschen durchgeführte Studie kam zum Schluss, dass Personen mit einem hohen Vitamin D-Spiegel 40 Prozent weniger häufig an Darmkrebs erkranken. Damit nicht genug. Im gleichen Jahr wurde eine Studie veröffentlicht, die Vitamin D-Mangel mit einem Verlust kognitiver Fähigkeiten im Alter in Zusammenhang bringt. Altersdemenz und Parkinson kommen bei Älteren mit hohem Vitamin D-Spiegeln signifikant seltener vor. Um genau zu sein, sinkt das Risiko für Alzheimer um 60 Prozent und für Parkinson um 67 Prozent bei Senioren, die gut mit dem Sonnenvitamin versorgt sind. Für Menschen, die in Alters- und Pflegeheimen leben, kaum ins Freie kommen, ist die tägliche Gabe von rund drei Tropfen Vitamin D ein wahrer Segen.

Vitamin D schützt vor Krebs

Die Forschung der letzten Jahre hat klar belegt: Je besser die Vitamin D-Versorgung, desto geringer das Risiko an Krebs zu erkranken. In den 1980-er Jahren fanden die Forscher Cedrik und Frank Garland von der Universität Baltimore einen spannenden Zusammenhang in nördlichen Breitengraden mir geringer UVB-Strahlung häufen sich bestimmte Krebsarten. Konnte es sein, dass niedrige Vitamin D-Spiegel im Blut eine Ursache für die Entstehung von Krebs ist?

Nachdem sie bei 26.000 Menschen den Vitamin D-Status überprüften bestätigte sich ihre Vermutung: Je geringer der Vitamin D-Spiegel im Blut, desto höher das Risiko für Krebs. Inzwischen hat ein gutes Dutzend Studien die Forschungen der Garlands bestätigt und untermauert.

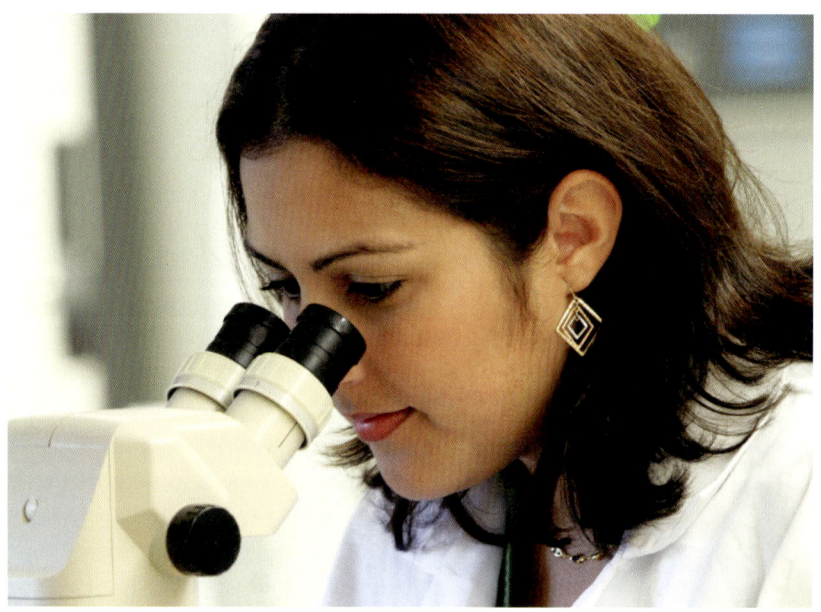

Die LURIC-Studie konnte das sogar recht genau verifizieren: Pro An-stieg des Vitamin D-Spiegels um 10 ng/ml, sank das Krebsrisiko um 34 Prozent. Mit anderen Worten: Bei einem Spiegel von 30 – 40 ng/ml, der von allen Experten empfohlen wird, sinkt das Krebsrisiko fast gegen Null. Die Wirkungsweise ist inzwischen auch kein Geheimnis mehr. Sie setzt auf mehreren Ebenen an, denn Vitamin D:

- aktiviert Killer-Zellen, die Krebszellen angreifen
- aktiviert Gene, welche die DNS reparieren
- hemmt die Bildung von Metastasen
- steigert die Fähigkeit zur Apoptose, also den programmierten Tod von Krebszellen
- hemmt die Anlage neuer Blutgefäße (Angiogenese).

  Wird der Tumor über Blutgefäße nicht mehr versorgt, stirbt er.
- Ist ein wirksamer Gegenspieler des Hormons Östrogen, welches im Übermaß Brustkrebs begünstigt.

Man kann es nicht oft genug betonen: Vitamin D schützt nicht nur vor Krebs, sondern auch vor nahezu allen anderen Zivilisationskrankheiten wie: Diabetes, MS, Parkinson, Alzheimer, Herzinfarkt, Allergien und so weiter. Dr. Nicolai Worm geht in seinem Buch „Heilkraft D" ausführlich darauf ein.

Wie erreichen Sie einen guten Vitamin D-Status?

Grundsätzlich kann man im Blut zwei Arten von Vitamin D messen:

- die aktive Form: 1,25 D zeigt an, ob Sie kürzlich mit der Nahrung Vitamin D aufgenommen haben.

- die Speicherform: 25 D ist der wichtige Wert, denn er zeigt ein zuverlässiges Bild Ihrer Vitamin D-Versorgung der letzten Wochen und Monate. Der Wert sollte morgens nüchtern ermittelt werden. Diese Blutanalyse ist keine Kassenleistung und kostet zwischen 25 und 35 Euro. Eine sinnvolle Investition im Sinne der Eigenverantwortung.
Wichtig: Das Blutentnahmeröhrchen muss sofort lichtdicht (in Alufolie) eingewickelt werden, da sich Vitamin D unter Lichteinwirkung zersetzt.

Experten wie Dr. Worm treffen folgende Einteilung:

- Unter 10 ng/ml: schwerer Mangel, die Entstehung aller möglichen Erkrankungen wird begünstigt

- Unter 20 ng/ml: immer noch ein relevanter Mangel

- Zwischen 30 – 60 ng/ml: ausreichende Versorgung

- Zwischen 60 – 90 ng/ml: hohe bis sehr hohe Versorgung

- Über 90 ng/ml: übermäßige Versorgung

- Ab 150 ng/ml: Vitamin D-Intoxikation (Vergiftung)

Wir sollten also vernünftigerweise Werte zwischen 30 und 60 ng/ml anstreben, wenn wir gesund bleiben möchten. Im Sommer ist das unter den beschriebenen Voraussetzungen möglich. Von Oktober bis April ist in unseren Breitengraden laut Experten eine Nahrungsergänzung notwendig.

Das D$_3$ von Quintessence

Beim Kauf von Vitamin D sollten Sie darauf achten, dass es nicht D$_2$ ist, denn diese Form kann der Körper längst nicht so gut verwerten wie D$_3$. Die flüssige Form ist effektiver als das Pulver in Kapseln oder in Form von Lutschtabletten und darüber hinaus ist des deutlich preiswerter. 1 Tropfen = 1.000 I.E. kostet nur 6 Cent.

Um einen optimalen Wert von rund 40 – 50 ng/ml zu erreichen, müssen Sie laut Dr. Worm über die Wintermonate täglich 3.000 – 4.000 I. E. einnehmen. Investition in Ihre Gesundheit: 18 – 24 Cent pro Tag.

Zum Vergleich liefert ein kurzes Sonnenbad von 10 – 20 Minuten bei möglichst großflächig unbedeckter Haut in der Mittagsonne im Optimalfall bis zu 20.000 I. E.

Im flüssigen Vitamin D$_3$ von Quintessence sind darüber hinaus Tocopherole aus einem Palmölextrakt enthalten, Sanddornöl (Carotinoide) und Kräuterextrakte. Diese schützen zusätzlich vor oxidativen Schäden und Entzündungen.

Nach Uwe Gröbner, einem Experten für Vitalstoffe, sind bis zu 90 % der Deutschen mit Vitamin D unterversorgt. Eine einfache Blutuntersuchung für rund 30 Euro bringt Ihnen Gewissheit über Ihren Vitamin D-Status.

Mit 3 – 4 Tropfen des Sonnenvitamins pro Tag können Sie einen Mangel beheben. Schreiben Sie uns, was sich bei Ihnen nach einigen Wochen und Monaten gebessert hat. Das Quintessence–Team freut sich über Zuschriften.

Und nicht vergessen:
Pflanzen gehen ohne Licht ein – der Mensch auch!

Vitamin K₂ – das „vergessene Vitamin"

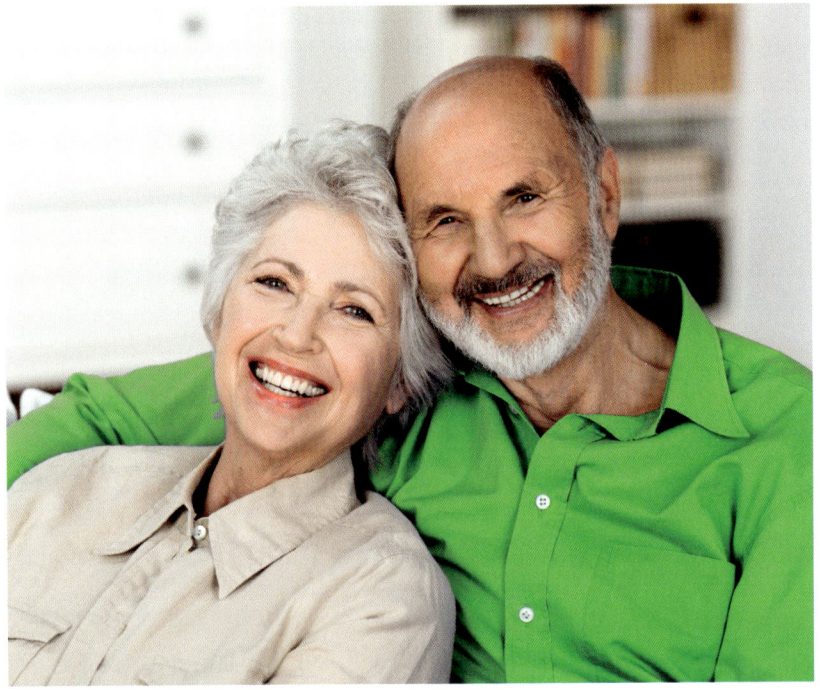

Der Konsum von Calciumprodukten steigt von Jahr zu Jahr. Und doch leiden immer mehr Menschen an Osteoporose und Gelenkserkrankungen. Vor einigen Jahren wurde das Calciumrätsel gelöst: Unser Körper benötigt Vitamin K$_2$, damit der Mineralstoff in den Knochen landet. Fehlt das „vergessene Vitamin", lagert sich das Calcium in den Arterien ab und erhöht so die Gefahr von Herzinfarkt und Schlaganfall.

Gesundheit und Wohlergehen wünscht sich jeder von uns. Dieser Wunsch nimmt mit zunehmendem Älterwerden mehr und mehr zu. Krankenstatistiken zeigen, dass Gesundheit heute keineswegs selbstverständlich ist.

Viele Leiden, die scheinbar aus heiterem Himmel auftreten, haben oft eine lange Entstehungsgeschichte, die maßgeblich mit unserer minderwertigen, industriell verarbeiteten Kost zu tun hat. Leider verraten Marktstrategen und Werbung nicht, dass diese Art von Ernährung kaum noch oder gar keine Vitalstoffe mehr enthält.

Die Bezeichnung „Vitalstoffe" ist der Sammelbegriff für alle lebensnotwenigen Substanzen, die der Körper braucht, um auf Dauer gesund zu bleiben. Mangelt es ihm auch nur an einer einzigen wichtigen Substanz, z. B. einem Vitamin, können bestimmte Abläufe und Funktionen nicht mehr oder nur unvollständig ablaufen.

Das Regelwerk unseres Organismus versorgt immer als erstes das, was im Moment am wichtigsten ist. Hat ein Nährstoff verschiedene Funktionen, so wird als allererstes die kurzfristig dringlichste Aufgabe erfüllt und jene werden vernachlässigt, bei denen sich das Defizit erst langfristig, d. h. erst im späteren Alter - bemerkbar macht.

Unser Körper versucht bestehende Mängel folglich so lange wie möglich zu kompensieren. Doch irgendwann, in späteren Jahren, bekommen wir die Rechnung für unsere Mangelernährung in Form von Erkrankungen präsentiert.

Zu den lebenswichtigen Substanzen, die unerlässlich sind für ein Gesundbleiben bis ins hohe Alter, gehören die fettlöslichen Vitamine K_1 und K_2. Beide sind wichtig, jedoch haben sie ganz unterschiedliche Aufgaben.

Der Entdecker von Vitamin K_1 erhält den Nobelpreis

Der dänische Wissenschaftler Henrik Carl-Peter Dam (1895 bis 1976) fand heraus, dass die gestörte Blutgerinnung seiner Versuchstiere am Fehlen einer ganz bestimmten Substanz lag, die er identifizieren konnte. Er nannte sie Vitamin K, weil es der Anfangsbuchstabe des Begriffs „Koagulation" ist, der für „Blutgerinnung" steht.

Nachfolgend beschäftigten sich viele Forscher mit der Rolle dieses Stoffes, der bis dato völlig unbekannt war. Jahre später wurde dem Entdecker dieser Substanz der Nobelpreis verliehen.

Obwohl die Wissenschaftler schon früh herausgefunden hatten, dass es auch noch eine ähnliche Variante dieses Vitamins gab, beschäftigte man sich zunächst nur mit der Substanz, die sich für die Blutgerinnung und Fließeigenschaft des Blutes als lebenswichtig herausgestellt hatte.

Wenn in unserer Nahrung K₂ fehlt, werden wir krank

Der amerikanische Zahnarzt, Ernährungsforscher und Weltreisende Dr. Weston Price (1870 bis 1948) hätte ebenfalls den Nobelpreis für Medizin verdient. Er hatte es sich zur Lebensaufgabe gemacht, herauszufinden, weshalb so viele Menschen an Karies, Gebissverfall und Fehlstellungen von Zähnen und Kiefer litten. Auch insgesamt konnte er einen nicht zufriedenstellenden Gesundheitszustand in der Bevölkerung feststellen.

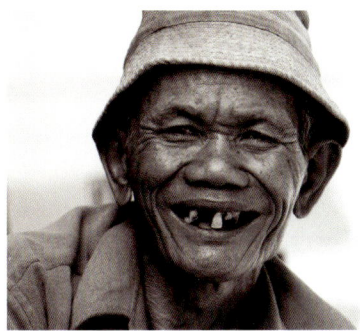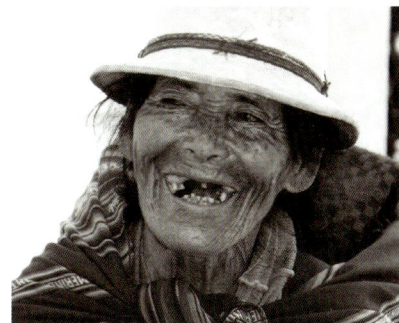

Er packte seinen Fotoapparat ein und besuchte Naturvölker auf dem gesamten Globus. Dies war zu einer Zeit, als viele Kulturen ihre ursprüngliche Ernährungsform aufgaben. Statt Früchte, Gemüse, Kräuter, Vollkorngetreide, Fisch und Wildfleisch gab es jetzt plötzlich Konserven, Zucker und Weißmehlprodukte. Mit seinen Fotos konnte er den damit einhergehenden Verfall der Gesundheit hervorragend dokumentieren.

Blieben im Gegensatz dazu die Eingeborenen ihrer über Jahrtausende bewährten Lebensmittel treu, waren Zähne und Gebiss noch gesund. Auch Leiden wie Herzerkrankungen, Diabetes, Osteoporose und Krebs waren bei vitalstoffreichen Kostformen wesentlich seltener zu beobachten.

Albert von Haller hat in seinem Buch „Gefährdete Menschheit" die Forschungen und Bilder von Dr. Price im deutschsprachigen Raum veröffentlicht. Darin schreibt er: „Von besonderer Bedeutung ist die Beobachtung von Price, dass mit dem Verlust der Zahngesundheit stets auch der Verlust der allgemeinen Gesundheit einherging und die bei uns üblichen Zivilisationskrankheiten ihren Einzug hielten."

Price vermutete, dass in unserer modernen Ernährung ein besonders wichtiges Vitamin fehlt, das unsere Zähne, Knochen, ja unseren gesamten Körper gesund erhält. Er nannte diesen Stoff „Aktivator X". Heute wissen wir, dass es sich dabei um das Vitamin K_2 handelt.

Vitamine sind wichtige Co-Faktoren

Vitamine und Mineralstoffe haben im Körper die unterschiedlichsten Aufgaben. Sie sind an Proteine (Eiweißstoffe) gebunden und somit Bestandteil von Enzymen, Hormonen und Botenstoffen (Neurotransmitter).

Die Vitamine K_1 und K_2 wirken als sogenannte „Co-Faktoren". Sie aktivieren und beeinflussen Proteine des Körpers. Vitamin K_1 aktiviert Proteine, die für die Synthese verschiedener Blutgerinnungsfaktoren sowie für die Fließeigenschaft des Blutes verantwortlich sind. Diese Funktion ist so lebenswichtig, dass Vitamin K_1 als essentielles Vitamin eingestuft wird. Vitamin K_2 aktiviert Proteine, deren Funktionsbereiche anderer Natur sind. Manche dieser Eiweißstoffe gelten z. B. als Wachstumsfaktoren, andere wiederum aktivieren Zellfunktionen, beeinflussen Entzündungsprozesse und spielen eine Rolle in der körpereigenen Abwehr. In Bezug auf die gefürchteten „Alterskrankheiten" kommt dem Vitamin K_2 eine überaus wichtige Doppelfunktion zu, denn es sorgt für gesunde starke Knochen und verhindert krankmachende Kalkablagerungen in den Blutgefäßen (Arteriosklerose).

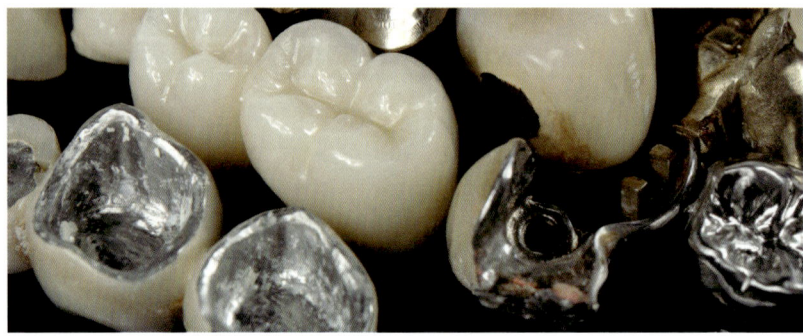

Vitamin K_2 ist daher wichtig für die Einlagerung von Calcium in die Zähne. Fehlt K_2 – kommt es zu Karies und Gebissanomalien.

Die beiden nachfolgend beschriebenen Proteine, die unbedingt auf Vitamin K_2 angewiesen sind, um aktiv zu werden, heißen Osteocalcin und MGP (Matrix Gla Protein). Beide entscheiden mit darüber, ob unsere Knochen und Zähne stabil und unsere Gefäße frei von Kalkablagerungen bleiben.

Osteocalcin bindet das Calcium in Knochen und Zähnen

Die vorrangigste Aufgabe des Proteins Osteocalcin besteht darin, Calcium (teilweise auch Kalzium geschrieben) in Knochen und Zähnen zu binden und es dort fest einzulagern. Osteocalcin spielt somit auch eine ganz wichtige Rolle bei der Mineralisierung und Härtung unserer Knochen und beeinflusst ihren Stoffwechsel in positiver Weise.

Wird Osteocalcin nur mangelhaft aktiviert, weil dem Körper nicht ausreichend Vitamin K_2 zur Verfügung steht, werden die Knochen porös und die Knochenbruchrate steigt.

In diesem Zusammenhang muss auch an die Osteoporose und deren Verhütung gedacht werden. Die übliche Vorsorge - und Behandlungsmaßnahme vor allen Dingen bei Frauen in und nach den Wechseljahren ist die Einnahme von Calcium und Vitamin D_3-Präparaten, die die Knochen stärken und ihrem brüchig werden entgegenwirken sollen. Das funktioniert nach neueren Erkenntnissen jedoch nur, wenn genügend Vitamin K_2 vorhanden ist. Kein anderes Vitamin kann Osteocalcin aktivieren.

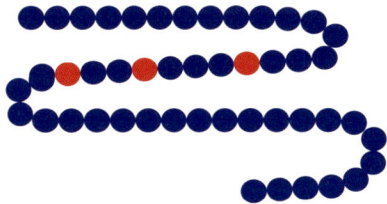

Osteocalcin besteht aus fünfzig Aminosäuren (vgl. Suttie 2009). Davon besitzen drei (rote Kugeln) Glutamatreste, die mit Hilfe von Vitamin K_2, carboxyliert werden können. Dadurch wird das Protein aktiviert und kann Calcium binden und es in Knochen und Zähnen einlagern.

Interessant ist in diesem Zusammenhang eine wissenschaftliche Studie, in der Frauen im Alter zwischen 55 und 65 Jahren drei Jahre lang täglich 180 Mikrogramm Vitamin K_2 einnahmen.

Bereits schon nach einem Jahr zeigten sich im Vergleich zur gleich großen Kontrollgruppe, die ein Placebopräparat einnahm, auffallende Verbesserungen hinsichtlich Knochenstruktur und -stabilität. Ferner verbesserte sich die Elastizität der Arterien, was bei der Kontrollgruppe nicht der Fall war.

K_2 verhindert Verkalkung

Menschen, die täglich ihr Calcium einnehmen und viele Milchprodukte konsumieren, haben ein erhöhtes Risiko an Arteriosklerose zu erkranken. Damit steigt das Herzinfarkt- und Schlaganfallrisiko signifikant. Das sollte den Ärzten eigentlich bekannt sein, denn im renommierten British Medical Journal wurde im Jahr 2010 eine Metaanalyse veröffentlicht - eine Zusammenfassung mehrerer Studien – in der die Forscher zu dem Ergebnis kamen, dass die Supplementierung mit Calcium assoziiert ist mit einem höheren Infarktrisiko.

Ganz neu war diese Erkenntnis nicht. Im November 2004 wurden die Ergebnisse der sogenannten Rotterdamm-Studie bekannt. Hierbei wurden die Essgewohnheiten von 4.807 Teilnehmern über einen Zeitraum von sieben bis zehn Jahren ausgewertet. Hatten die Studienteilnehmer K_2 in ihrer Ernährung, sank eindeutig die Rate der Herz-Kreislauf-Erkrankungen.

Warum ist das so? Calcium lagert sich unkontrolliert in Geweben ab, im schlimmsten Fall in unseren Blutgefäßen. Man kann es mit einem Auto ohne Lenkrad vergleichen. Vitamin K_2 aktiviert die Eiweißstoffe Osteocalcin und MGP. Das erstere lagert Calcium in den Knochen ein und das Matrix Gla-Protein verscheucht das Calcium aus den Arterien. K_2 ist somit das Lenkrad. Es bringt das Calcium dorthin, wo es gebraucht wird.

Josef Pies, Autor eines Buches über K_2, schreibt in diesem Zusammenhang: „Es nützt gar nichts, dem Körper nur Calcium zuzuführen, ohne gleichzeitig diese beiden Proteine Osteocalcin und MGP zu aktivieren. Sie wachen darüber, dass der Calciumeinbau an der richtigen Stelle erfolgt. Mangelt es an Vitamin K_2, bleiben Osteocalcin und MGP weitgehend inaktiv und Calcium, irrt gewissermaßen unbeaufsichtigt im Körper umher und wird ungesteuert an falschen Orten eingelagert." Eine weitere erfreuliche Nachricht ist, dass durch die Zufuhr von Vitamin K_2

bereits schon bestehende Kalkablagerungen in den Gefäßen zum Teil wieder aufgelöst werden können. Alle Vitamin-K-abhängigen Proteine sind noch nicht bis ins Letzte erforscht, aber man weiß größtenteils, welche Mangelerscheinungen sich einstellen, wenn sie nicht ausreichend aktiviert werden.

Wissenschaftler vermuten zudem noch weitere positive Reaktionen im menschlichen Stoffwechsel, die alle des Vitamin K_2 bedürfen.

Bessere Gedächtnisleistung dank Vitamin K_2

Früher sprach man bei älteren Menschen von „Verkalkung", wenn die Gedächtnisleistung nachgelassen hatte. Der Begriff ist etwas veraltet, aber doch recht präzise. Lagert sich Kalk in Verbindung mit oxidiertem Cholesterin innerhalb der Arterien ab, werden wichtige Organe wie Herz, Nieren, Leber oder Gehirn nicht mehr ausreichend mit Sauerstoff und Vitalstoffen versorgt. Es kommt zu Fehlfunktionen und zum Absterben von Zellen.

Der Mensch ist so jung wie seine Gefäße! Sind sie elastisch und frei von Ablagerungen, dann bleiben die Organe einschließlich der Haut länger jung. Dieser wichtige Zusammenhang wird oft unterschätzt.

Würde man alle Blutgefäße im menschlichen Körper aneinanderreihen, einschließlich der feinen Kapillargefäße, käme man auf eine Gesamtlänge von über 100.000 Kilometer! Mit einer ausreichenden Zufuhr von K_2 schaffen wir eine wichtige Voraussetzung für gesunde Gefäße und somit für funktionierende Organe.

Dies beweist eine Langzeitstudie aus Kanada. In die Studie einbezogen waren gesunde Männer und Frauen im Alter von 70 bis 85 Jahren, die über gute Gedächtnisleistungen verfügten. Bei allen Probanden wurden die Vitamin-K-Werte im Blut gemessen und mit ihren Gedächtnisleistungen verglichen.

Die Personen mit guten Vitamin-K-Werten zeigten bessere Ergebnisse vor allem beim verbalen Kurzzeit-Gedächtnis als die Teilnehmer, die schlechte Werte aufwiesen. Wissenschaftler vermuten, dass Vitamin K_2 eine spezifische Rolle in der Gedächtniskonsolidierung (ein wichtiger Prozess, der automatisch nach dem Lernen einsetzt) spielt. So weiß man, dass einige

Die Wirkungen von Vitamin K₂:

✓ **Alterungsprozess**
Aktivierung von Osteocalcin und MGP zur Vermeidung
gravierender Alterskrankheiten

✓ **Beinvenen**
Schutz vor Verkalkung der Beinvenen und damit
vor Krampfadern (Varikose)

✓ **Diabetes**
Verbesserte Insulinproduktion und -aufnahme

✓ **Fruchtbarkeit**
Vitamin K₂ fördert die Fruchtbarkeit bei Männern und Frauen

✓ **Gehirn**
Schutz vor freien Radikalen und Insulinresistenz im Gehirn;
Schutz vor Alzheimer; wichtig für Myelin, Abmilderung von MS

✓ **Gelenke**
Schutz vor Arthritis

✓ **Haut**
Schutz vor Verkalkung und Verlust der Elastizität, Schutz vor Falten

✓ **Herz**
Vitamin K₂ aktiviert MGP und reduziert dadurch die Verkalkung
der Gefäße, das KHK-Risiko und die Sterblichkeit

✓ **Knochen**
Aktivierung von Osteocalcin und dadurch bessere Knochenminera-
lisierung und weniger Knochenbrüche, Schutz vor Osteoporose

✓ **Krebs**
Hemmung vieler Krebsarten

✓ **Nieren**
Schutz vor Gefäßverkalkung bei Dialysepatienten

✓ **Zähne**
Wichtig für gesunde Zähne, antikariös

Quelle: Buch von Josef Pies „Vitamin K₂, Vielseitiger Schutz vor chronischen Krankheiten"

Vitamin K abhängige Proteine auch zellregulierende Aufgaben im zentralen Nervensystem haben.

Es gibt auch immer mehr Beweise dafür, dass Vitamin K_2 für das zentrale Nervensystem von Bedeutung ist. Es aktiviert u.a. das Protein S, welches an der Blut-Hirn-Schranke beteiligt ist. Giften wird somit der Zutritt in unser Gehirn verwehrt. Ein wichtiger Faktor in der Alzheimer-Prävention.

Vitamin K_2 kann uns auch vor Krebs bewahren

Neben den schon beschriebenen Wirkungsweisen haben Wissenschaftler festgestellt, dass Vitamin K_2 antikanzerogen wirkt. Es hemmt die Neubildung von Blutgefäßen, die Tumore versorgen. Auch die erhöhte Zellteilungsrate wird gehemmt. Zusätzlich wird das Absterben von Krebszellen (Apoptose) gefördert.

Wie der Zellbiologe Josef Pies schreibt, gibt es zahlreiche Anhaltspunkte dafür, dass Vitamin K_2 eine krebshemmende Wirkung hat. Er berichtet über eine länger als zehn Jahre durchgeführte, groß angelegte Bevölkerungsstudie, der European Prospective Investigation into Cancer and Nutrition, an der mehr als 24.000 Menschen teilnahmen. Die Auswertung dieser Studie ergab, dass durch Vitamin K_2 „eine Verringerung des Krebsrisikos und eine signifikante Reduktion der Krebssterblichkeit" gefunden wurde. Das trifft jedoch nicht auf alle Krebsarten zu.

In welchen Nahrungsmitteln sind Vitamin K_1 und K_2 enthalten?

Vitamin K_1 ist rein pflanzlichen Ursprungs. Gute Lieferanten sind grüne, chlorophyllhaltige Pflanzen wie Salate, Blattgemüse, Grünkohl, Brokkoli und Petersilie. Insbesondere die Blätter von Rote Beete haben einen hohen Vitamin K_1 Gehalt. Doch auch Schnittlauch, Avocado, gute Pflanzenöle, Zwiebel und Knoblauch versorgen uns mit dieser Substanz, ebenso grüne Smoothies und Grassäfte. Vitamin K_1 muss über die Nahrung regelmäßig zugeführt werden. Ein Mangel macht sich in Form von Blutungen bemerkbar, kommt jedoch sehr selten vor.

Im Gegensatz dazu ist Vitamin K_2 nicht pflanzlichen Ursprungs, sondern wird von Mikroorganismen und in der Darmflora gebildet. Wir finden es im Lebensmittelbereich in nennenswerten Mengen nur in fermentierten Produkten. Die Japaner verwenden in manchen Regionen ein fermentiertes Sojaprodukt, das Natto genannt wird und für unseren Geschmack sehr gewöhnungsbedürftig ist. Dort wo Natto traditionell gegessen wird, sind Osteoporose, Herzinfarkt und Schlaganfall nahezu unbekannt.

In der westlichen Welt kommt ein Defizit an K_2 weitaus öfter vor als man vermuten könnte, insbesondere bei älteren Menschen. Josef Pies, Kenner der Materie, ist der Überzeugung, dass ein chronischer K_2-Mangel sehr weit verbreitet ist. Leider spürt man im Vorfeld keinerlei Symptome.

Anders als bei Vitamin K_1 zeigen sie sich erst mit dem Älterwerden - dann aber in verhängnisvoller Weise. Auch wenn man weiß, dass der gesunde menschliche Darm aus Vitamin K_1 in geringem Maße Vitamin K_2 selber herstellen kann - genauer gesagt sind es anaerobe Bakterien die dies bewirken - so deckt dies kaum den benötigten Bedarf.

Gehalt an Vitamin K_2

Lebensmittel	MK-7
Butter	<1
Hartkäse	1
Weichkäse	1
Geflügel (Huhn)	<1
Roastbeef	<1
Eigelb	<1
Rinderleber	3
Natto	998

Gehalt (Mikrogramm pro 100 Gramm) Vitamin K_2 (Menachinon 7) in einigen ausgewählten Lebensmitteln (nach Suttie 2009).

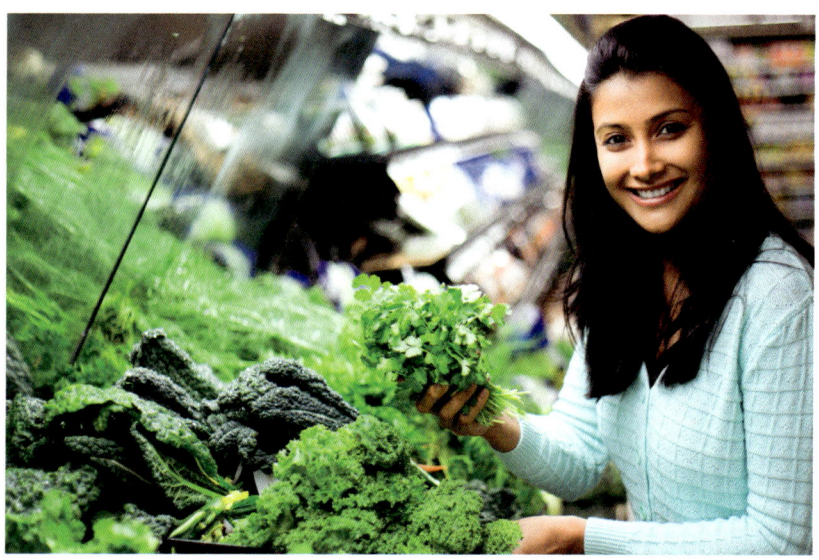

Vitamin K$_2$ sinnvoll ergänzen

Professor Vermeer von der Universität Maastricht empfiehlt Menschen über 50 Jahren eine tägliche Vitamin-K$_2$-Zufuhr von 100 Mikrogramm. Da es von K$_2$ verschiedene Formen gibt, sollten Sie immer darauf achten, dass es die biologisch aktivste Form MK-7 ist. Besteht jedoch ein familiäres Osteoporose- oder Herz-Kreislaufrisiko, sollten 200 Mikrogramm eingenommen werden. Mit herkömmlichen Lebensmitteln ist dies keinesfalls zu erreichen.

Besonders gut bewährt haben sich Vitamin K$_2$-Tropfen auf Ölbasis. Das macht Sinn, denn es zählt zu den fettlöslichen Vitaminen. Wichtig ist auch, dass Vitamin K$_2$ in seiner wirksamsten Form vorliegt, dem Menanchion-7 (MK-7). Dadurch ist die optimale Bioverfügbarkeit gewährleistet. Ebenso sinnvoll ist die Kombination mit Vitamin E in Form von Tocotrienolen. Diese übernehmen die Funktion eines Wirkkraftverstärkers.

Der täglich empfohlene Bedarf an Vitamin K$_2$ wird mit 100 Mikrogramm gedeckt. Gut zu wissen, dass auch höhere Dosierungen von Vitamin K$_2$ keine Nebenwirkungen zeigen.

Personen, die Gerinnungshemmer (Vitamin-K-Antagonisten, wie zum Beispiel Marcumar®) einnehmen, empfiehlt Josef Pies auf eine hohe Zufuhr von Vitamin K_1 über Lebens- oder Nahrungsergänzungsmittel zu verzichten.

Laut Studien ist die Zufuhr von K_2 bei einer Dosierung von bis zu 45 Mikrogramm pro Tag für diese Patientengruppe sicher. Menschen, die Gerinnungshemmer wie Marcumar® auf Cumarinbasis nehmen, sollten nicht auf K_2 verzichten. In einer Studie bei Cumarin-Langzeitnutzern mittleren Alters und einer entsprechenden Kontrollgruppe wurde bewiesen, dass eine dauerhafte Cumarintherapie mit verstärkter Gefäßverkalkung in Verbindung steht.

K_2 und D_3 sinnvoll kombinieren

Da die beiden fettlöslichen Vitamine K_2 und D_3 den Calciumstoffwechsel regulieren, können und sollten diese immer gemeinsam eingenommen werden. Nur so wird das Calcium in den Knochen und Zähnen eingelagert. Es ist ratsam, drei bis sechs Tropfen K_2 täglich einzunehmen.

Auf Vitamin D_3 können Sie nur im Sommer verzichten, wenn Sie täglich mindestens 15 Minuten ohne Sonnenschutzmittel ihren D_3-Spiegel im Blut auftanken.

Ab Oktober sinkt der D_3-Spiegel meist drastisch. Der Laborwert, der darüber Auskunft gibt, ist der sogenannte 25-OH-Spiegel. Er sollte mindestens bei 30 Nanogramm pro Milliliter liegen. Optimal wären 60 bis 80 ng/ml. Bei den meisten Menschen in unseren Regionen liegt der Wert unter 20. Ein Türöffner für alle möglichen Erkrankungen! Je nachdem wie niedrig Ihr Wert ist, macht es Sinn, von Oktober bis Mai täglich 2.000 bis 10.000 IE (internationale Einheiten) Vitamin D_3 einzunehmen.

Bei regelmäßiger täglicher Einnahme von mehr als 5.000 IE empfehlen wir den 25-OH-Spiegel alle drei Monate im Blut bestimmen zu lassen. Dieser Test ist vor allem zu Beginn der Einnahme sinnvoll. Er zeigt Ihnen, wie viel D_3 Sie täglich benötigen, um einen optimalen Blutwert zu erreichen.

Vitamin B12

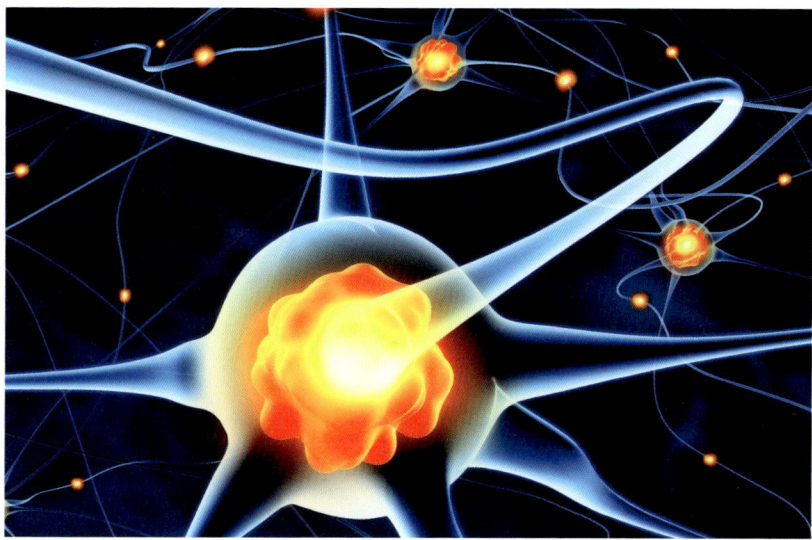

B-Vitamine werden oftmals treffend als „Nervenvitamine" bezeichnet. In besonderem Maße trifft dies auf B_{12} zu. Kaum ein anderes Vitamin übt einen vergleichbaren Einfluss auf das körperliche, emotionale und mentale Wohlergehen des Menschen aus. Die vielfältigen Symptome eines Mangels reichen von Reizbarkeit, Taubheitsgefühlen, Störungen des Gehör-, Geschmacks- oder Geruchssinn, Zittern, Vergesslichkeit bis hin zu Demenz, MS- oder parkinsonähnliche Symptome. Da laut Experten mehr als die Hälfte der Bevölkerung von einem B_{12}-Mangel betroffen sind, kann man ohne Übertreibung von einer „Volkskrankheit" sprechen.

Wissenswertes über B_{12}

Zu den zentralen Aufgaben dieses Vitalstoffes gehören die Blutbildung, die Synthese von DNS und RNS, Entgiftungsfunktionen, Aufbau der Myelinschicht zum Schutz der Nervenzellen, Abbau des gefäßschädigenden Homocycteins, Aktivierung der „Wohlfühlbotenstoffe" Serotonin und Dopamin, Aktivierung der Osteoblasten (knochenbildende Zellen) und die

Mitbeteiligung an der Synthese von Hormonen und Neurotransmittern. Auch zur Entgiftung von Cyanid (Zigarettenrauch), Stickstoffmonoxid und Quecksilber wird B_{12} benötigt.

Wie B_{12} entdeckt wurde

Ärzte denken bei einem Fehlen dieses Vitamins zuerst an die perniziöse Anämie - wörtlich: Die bösartige Blutarmut.

Das ist unter anderem auch historisch begründet. Der US-amerikanische Pathologe George H. Whipple entdeckte schon Anfang der 1920er-Jahre, dass Hunde, die an perniziöser Anämie litten, durch die Fütterung mit roher Leber geheilt werden konnten. Das Organ Leber musste demnach einen „Anti-Perniziosa-Faktor" enthalten.

Für diese Entdeckung erhielt Whipple zusammen mit zwei anderen Forschern 1934 den Nobelpreis für Medizin. Die Isolierung des eigentlichen Wirkstoffs B_{12} gelang dann 1948 und im Jahr 1955 konnte die Molekülstruktur aufgeklärt werden. Dafür wurde dann der Nobelpreis für Chemie verliehen.

Vitamin B_{12} ist ein Sammelbegriff für verschiedene Verbindungen, den sogenannten Cobalaminen. Vitamin B_{12} ist die einzige bekannte biologische Substanz, die das rötliche Spurenelement Kobalt enthält.

Bekannt sind: Adenosyl-, Hydroxy-, Aquo-, Nitro-, Cyano- und Methylcobalamin.

Die erstgenannten fünf Formen müssen von der Zelle mit Hilfe von Enzymen in Methylcobalamin umgewandelt werden. Die dafür benötigten Enzyme werden jedoch oft durch Gifte blockiert.

Wenn man B_{12} ergänzt, ist man mit Methylcobalamin auf jeden Fall auf der sicheren Seite. Methylcobalamin kann auch am besten die Blut-Hirnschranke überwinden und sollte deswegen statt Cyanocobalamin bevorzugt werden, wie neuere Studien belegen.

In der Fachliteratur sind mehr als 50 Symptome beschrieben, die durch einen B_{12}-Defizit entstehen können.

Symptome eines B12-Mangels

1. Mögliche körperliche Symptome

- Muskelschwäche, Muskelzittern
- Gangunsicherheit, gestörte Feinmotorik
- Brennende Zunge, metallischer Geschmack im Mund
- Dauernde Müdigkeit, Erschöpfung
- Antriebsschwäche, Apathie und Lustlosigkeit
- Burn-out
- Atemnot bei körperlicher Belastung
- Blasse Haut infolge der Anämie
- Herzrasen
- Hyperaktivität, Ruhelosigkeit
- Schlaflosigkeit, Schlafstörung über längere Zeit
- Infektanfälligkeit, Immunschwäche
- Bei Kindern langsame geistige und körperliche Entwicklung, möglicherweise auch Autismus
- Unfruchtbarkeit
- Pigmentierungsstörung der Haut
- Frühzeitiges Ergrauen der Haare
- Netzhautschäden, Sehstörungen
- Inkontinenz: Unvermögen, Urin und Stuhl zu halten
- Beschleunigte Alterung und allgemeiner gesundheitlicher Verfall

2. Mögliche neurologische Störungen durch Schädigung der Nerven

- Taubheitsgefühle
- Verlust des Gefühls in Füßen und Beinen
- Unerklärliche und dauerhafte Schmerzen

- Missempfindungen in Armen, Beinen, Schultern, Nacken, Rücken und anderen Körperteilen (Kribbeln, Prickeln, Krabbeln, Ameisenlaufen, Stechen, Schmerzen)
- Störung des Gleichgewichtsempfindens
- Ungeschicklichkeit, Unbeholfenheit, Unvermögen kontrollierter Bewegung
- Schleppender und unbeholfener Gang, häufiges Stolpern
- Spastische Bewegungsstörung
- Symptome, die an Parkinson-Krankheit und Multiple Sklerose erinnern
- Störung des Gehör-, Geschmacks- oder Geruchssinnes
- Zittern, Zuckungen
- Erhöhtes Risiko für Demenz

3. Mögliche geistige Störungen und Erkrankungen
- Persönlichkeitsveränderung, Reizbarkeit, Erregbarkeit
- Verlust der Selbstkontrolle, Gewalttätigkeit
- Krankhaftes Misstrauen
- Zunehmende Vergesslichkeit, Gedächtnisverlust
- Unklares, konfuses und wirres Denken, Fahrigkeit
- Nachlassen der geistigen Fähigkeiten, Demenz, Senilität
- Benommenheit, Schwindelanfälle
- Depressionen, Manie
- Wahnvorstellungen, Schizophrenie
- Halluzinationen, Sinnestäuschungen wie Ohrengeräusch (Klingeln, Summen, Rauschen, Tinnitus)

4. Veränderung des Blutbildes
- Makrozytose: große, aber unreife rote Blutkörperchen
- Anämie: verringerte Anzahl roter Blutkörperchen und/oder verminderter Hämoglobingehalt der roten Blutkörperchen (auch Blutarmut genannt)

5. Herz und Kreislauf
- Niedriger Blutdruck
- Erhöhte Thrombose- und Emboliegefahr
- Begünstigung der Arteriosklerose
- Erhöhte Gefahr für Herzinfarkt und Schlaganfall

Quelle: Th. Klein / Volkskrankheit Vitamin B12-Mangel / Hygeia-Verlag

Vorkommen in Lebensmitteln, Bedarf und Aufnahme von B_{12}

B_{12} kommt praktisch nur in tierischen Lebensmitteln vor. Fleisch, Fisch, Austern, Eier und Rohmilch sind eine Quelle für B_{12}. Innereien, vor allem Leber, enthalten bei Weitem die höchste Konzentration. Die einzigen vegetarischen B_{12}-Lieferanten, welche die biologisch wirksame Form von B_{12} enthalten, sind Chlorella- und Nori-Algen.

Der tägliche Bedarf liegt irgendwo zwischen 3 µg (Mikrogramm) und 2000 µg. Wieso diese große Spannweite? Das ist so zu erklären: Für eine gute Aufnahme sind intakte Schleimhäute im Magen und Darm notwendig. Zusätzlich muss der Magen ausreichend Salzsäure bereitstellen. Jeder zweite Erwachsene über 50 Jahre produziert zu wenig Magensäure. Das erklärt, warum gerade ältere Menschen sehr häufig unter einem B_{12}-Mangel leiden. Damit im oberen Dünndarm überhaupt B_{12} aufgenommen werden kann, wird der sogenannte Intrinsic Faktor benötigt. Dieser wird von den Belegzellen des Magens gebildet. Ist die Magenschleimhaut entzündet (Gastritis), wird der Intrinsic Faktor nicht gebildet. Bis zu 40 Prozent aller Personen über 60 Jahren sind von Gastritis betroffen. Magensäure und Pepsin fehlen, dadurch kann auf normalem Wege kein B_{12} resorbiert werden. Dann sind als Nahrungsergänzung rund 500 bis 2000 µg notwendig, damit ca. ein Prozent vom B_{12} per Diffusion aufgenommen wird. Das erklärt, warum bei entzündeten Schleimhäuten im Magen und Darm recht hohe Dosen notwendig sind.

Zu wenig Magensäure und Entzündungen im Magen-Darmbereich sind zwei Gründe, warum es zu einem Mangel kommen kann. In der Praxis gibt es noch weitere Gründe, wie Sie der nachfolgenden Tabelle entnehmen können:

Mögliche Gründe für einen Vitamin B$_{12}$-Mangel:
- Leberkrankheiten
- Erkrankungen der Bauchspeicheldrüse (zu wenig Pancreasenzyme)
- Nierenschäden (erhöhte Ausscheidung von B$_{12}$)
- Infektion mit Helicobacter pylori
- Entzündungen des Magens (Gastristis)
- Entzündungen des Darms
- HIV- Infektion
- Teilweise Entfernung des Darmes oder Magens
- Nitrosativer Stress (verbraucht hohe Mengen B$_{12}$)
- Stress im allgemeinen (durch die hohe Ausschüttung von Noradrenalin werden die B$_{12}$-Reserven schnell verbraucht)
- Gifte aller Art - vor allem Schwermetalle wie Quecksilber aus Amalgamplomben
- Nach Operationen (Narkosemittel verbrauchen B$_{12}$ nahezu komplett im Körper)
- Rauchen
- Mehr als vier Tassen Kaffee pro Tag
- Hoher Zuckerkonsum oder hoher Eiweißkonsum
- Konsum von Soja, welches nicht fermentiert ist
- Sehr fettreiche Ernährung
- Übermäßiger Alkoholkonsum (verursacht Entzündung der Magenschleimhaut, der Bauchspeicheldrüse und Leberschäden)
- Sehr scharfes Essen
- Hohe Dosen Vitamin C
- Fruktosemalabsorbtion
- Kalziummangel
- Schilddrüsenunterfunktion
- Pseudovitamin B$_{12}$ (z. B. in Spirulina)
- Schwächere Verdauung bei älteren Menschen

Ein weiterer und weit verbreiteter Grund für ein Vitamin B_{12}-Defizit ist der Medikamentenkonsum in der westlichen Welt. Vor allem Säureblocker und Diabetesmedikamente sind hier zu erwähnen.

Es gibt allein in Deutschland über sechs Millionen Diabetiker. Viele werden mit dem Medikament Metformin behandelt. Metformin verringert im Darm die zur Intrinsic-Faktor-Aufnahme notwendigen Kalziumionen. Blutdrucksenker, Protonenpumpenhemmer, Betablocker, Antibiotika, Chemotherapie, Statine, Verhütungsmittel, Psychopharmaka, Histaminblocker und Aspirin tragen ebenfalls zu einem B_{12}-Defizit bei.

Die vielen limitierenden Faktoren der B_{12}-Aufnahme erklären, warum der Mangel so weit verbreitet ist. Veganer und ältere Menschen sind besonders häufig von einem Mangel betroffen.

Unser Körper speichert beträchtliche Mengen B_{12} in der Leber. Dieser Vorrat kann bei guten Bedingungen fünf bis zehn Jahre ausreichen. Wenn man für ein paar Jahre über vegane Ernährung kein B_{12} zuführt, fällt das erst mal gar nicht auf. Doch nach und nach können sich Symptome einstellen.

Typisch bei einem Mangel sind: Müdigkeit, körperlicher Schwäche, Konzentrationsstörungen, Blässe, Schlafstörungen und Stimmungsschwankungen.

Schon 1974 hat eine amerikanische Studie herausgefunden, dass ca. 90 Prozent der Veganer einen B_{12}-Mangel aufweisen. Zum gleichen Ergebnis kommt auch eine Studie von Prof. Dr. W. Herrmann von der Uniklinik Saarland. Seine Forschungsergebnisse werden im Jahr 2002 in der Zeitschrift „natürlich vegetarisch" veröffentlicht.

Bei Vegetariern, die noch Eier und Milchprodukte konsumieren liegt bei immerhin noch 73 Prozent ein B_{12}-Mangel vor.

Das bedeutet jetzt nicht, dass wir unbedingt Fleisch essen müssen. Ethische und ökologische Gründe sprechen eher für eine vegetarische oder vegane Lebensweise. Doch wer über lange Zeiträume kein Fleisch isst, sollte B_{12} als Nahrungsergänzungsmittel nehmen.

Laut Dr. Markus Keller von der Uni Gießen leiden auch zwischen neun bis 18 Prozent der Fleischkonsumenten an einem B_{12}-Mangel. Die Gründe wie Magenschleimhautentzündungen, Rauchen, Leber- und Nierenerkrankungen, Stress, Toxine, Medikamentenkonsum und so weiter wurden ja bereits ausführlich dargelegt. Mit zunehmendem Alter nimmt der Anteil der Betroffenen zu. Gastritis und die damit einhergehende verminderte Bildung des Intrinsic Faktors sowie eine gestörte Resorptionsleistung des Darmes sind, wie bereits erwähnt, bei älteren Menschen keine Seltenheit.

B-Vitamine beugen Alzheimer, Krebs und anderen Erkrankungen vor

„Vitamin B12 ist das Anti-Aging-Produkt des Jahrhunderts"

Prof. Karl-Heinz Reimers

Seit vielen Jahren ist bekannt, dass eine Kombination von den Vitaminen B_6, B_9 (Folsäure) und B_{12} sehr wirkungsvoll einen zu hohen Homocysteinspiegel (Hcy) senken kann. Hcy ist ein gefäßschädigendes Stoffwechselprodukt. Internationale Studien zeigen, dass ein erhöhter Homocysteinspiegel über 10 micromol/l etwa bei der Hälfte aller Menschen über 65 Jahren vorkommt. Das erhöht das Risiko für Schlaganfall, Herzinfarkt und Alzheimer-Demenz erheblich.

Im Jahr 2013 wurde von der National Academy of Sciences von G. Douand et.al. eine wichtige Alzheimer-Präventionsstudie durchgeführt. Es wurden 156 ältere Menschen mit leichten kognitiven Beeinträchtigungen ausgewählt. Das ist eine Stufe vor der Entwicklung von Alzheimer-Demenz.

Rund die Hälfte der Studienteilnehmer bekam über einen Zeitraum von zwei Jahren täglich eine Kombination von B_{12} (500 µg), B_6 und Folsäure. Die andere Hälfte bekam ein Placebo. Die 80 Probanden, die B-Vitamine einnahmen zeigten eine signifikant geringere Degeneration des Gehirns als die Placebo-Gruppe. Laut den Wissenschaftlern war dies das erste Mal, dass ein Alzheimer bedingtes Schrumpfen des Gehirns aufgehalten werden konnte, und dies durch eine einfache, preiswerte und sichere Kombination von B-Vitaminen.

Menschen über 50 sollten einmal pro Jahr ihren Homocysteinspiegel messen lassen. Auch wenn die Krankenkassen die rund 20,- € für die Untersuchung nicht erstatten, ist es gut investiertes Geld in die eigene Vorsorge.

Das B_{12} hilft, die durch Strahlung und durch freie Radikale beschädigte DNS zu reparieren und kann wie viele andere Vitalstoffe auch, vor Krebs schützen. Studien haben gezeigt, dass niedrige B_{12}-Spiegel mit einem erhöhten Risiko für Gebärmutterhals- und Brustkrebs einhergehen.

Der bekannte Arzt Dr. Max Gerson, der Krebspatienten im Endstadium mit außergewöhnlichen Erfolgen behandelte, gab seinen Patients Leber-Injektionen, oft kombiniert mit zusätzlichem B_{12}. Selbstverständlich bedarf eine Krebserkrankung einer ganzheitlichen Therapie. Ernährung, Entgiftung, seelische Hygiene und Vitalstoffe spielen hier eine wichtige Rolle.

Krebstherapeuten empfehlen oft: Omega-3-Fettsäuren, Polyphenole, Curcumin, Selen, Q10, Alpha-Liponsäure, L-Arginin, die Vitamine C, E, D_3, Magnesium, Zink und MSM. Wenn es um Vorsorge und Therapie geht, sollte man sich nie auf nur einen Vitalstoff verlassen. Beispiel Osteoporose: Ärzte empfehlen meist nur Kalzium – manche vielleicht noch D_3 dazu.

Das genügt aber nicht. Für den gesunden Knochenstoffwechsel benötigen wir auch Magnesium, Silizium, Zink Vanadium, Bor, Kupfer, Mangan, Selen. Chrom und nebst dem D_3 auch die Vitamine C, E, K_1, K_2 und A oder die Vorstufe beta-Carotin. Und wer hätte es gedacht? – auch B_{12}.

Die Aktivität der Osteoblasten (knochenaufbauende Zellen) hängt von B_{12} ab. Niedrige B_{12}-Werte sind mit Osteoporose assoziiert. Russische und japanische Ärzte fanden heraus, dass bei manchen Sehstörungen (u. a. grüner Star) B_{12} helfen kann.

Bei Schlafstörungen sollte man also nicht nur an Tryptophan (Zenbev) denken, sondern auch an B_{12}, da dieses Vitamin an der Bildung von Melatonin beteiligt ist. Bei Asthma, Hautkrankheiten, Immunschwäche, neurologischen Erkrankungen und bei Diabetes gibt es ebenfalls gute Erfahrungen mit B_{12}.

Haben Sie einen B12-Mangel?

Erste Hinweise auf ein Cobalamin-Defizit erhalten Sie, wenn Sie die vielfältigen Symptome kennen und sich darin wieder finden. Absolute Sicherheit geben dann zwei Laborwerte: Das Holotranscobalamin (HoloTC) und die Methylmalonsäure im Blut oder Urin. Eine herkömmliche B12-Untersuchung im Blut ist nicht sehr aussagekräftig. In Deutschland gelten Werte bis 160 pg/l als normal. Die amerikanische Ärzteschaft definiert Blutspiegel unter 200 pg/l als eine Indikation für B12-Mangel. Im Gegensatz dazu wird in Japan die untere Grenze bei 500 pg/l angesetzt. Im Land der aufgehenden Sonne gibt es im Vergleich zu Europa und den USA eine viel geringere Alzheimer-Demenz-Rate. Möglicherweise liegt das an der Ernährungsweise.

Dadurch, dass in Japan höhere B12-Spiegel als Norm definiert sind, wird von den dortigen Ärzten häufiger B12 verordnet. Neben der besseren Ernährung ist das das sicherlich der zweite wesentliche Faktor, warum psychiatrische Erkrankungen und Demenz in Japan seltener vorkommen.

Der bekannte Umweltmediziner Dr. med. Joachim Mutter schreibt in seinem Buch *Lass Dich nicht vergiften*:

„Idealerweise sollte der Wert im Blut bei 500 bis 1000 pg/l liegen – besser noch höher. Zwar gelten Werte bis 160 pm/l als normal, doch Studien zeigen, dass Personen mit einem Vitamin-B$_{12}$-Wert von unter 500 pg/l innerhalb von zehn Jahren sechsmal mehr an Alzheimer-Demenz erkranken als Personen, deren Vitamin B$_{12}$-Spiegel höher ist."

Im Blut liegt das Vitamin B$_{12}$ nicht isoliert vor, sondern ist wiederum an Transporteiweiße gebunden. Diese werden als Transcobalamin I, II und III bezeichnet. Für unsere Zellen ist einzig das Transcobalamin II von Bedeutung. Nur dieses wird von den Zellen aufgenommen und steht dann für lebenswichtige Reaktionen in der Zelle zur Verfügung. Deswegen sollten informierte Ärzte und Heilpraktiker auch nur diesen Wert im Labor bestimmen lassen. Ideal ist ein HoloTC-Wert von über 50 pmol/l. Die Kosten für diese Untersuchung liegen bei rund 30,- €.

Wenn die Zelle unter einem B_{12}-Mangel leidet, steigen die Stoffwechselprodukte Homocystein und Methylmalonsäure (MMS) an. Auch diese Werte kann man, laut Experten zusätzlich messen lassen, um einen Vitamin B_{12}-Bedarf zu erkennen.

Warum wir heute mehr B12 benötigen als unsere Vorfahren

Oft hört man von Ärzten oder in den Medien den Satz:
„Wer sich ausgewogen ernährt, benötigt keine Nahrungsergänzungsmittel.“

Diese Falschaussage verkennt völlig die Forschungsergebnisse der vergangenen 30 Jahre. Durch Intensivlandwirtschaft, einseitige Düngung, ausgelaugte Böden etc. enthalten unsere Lebensmittel heute längst nicht mehr die Dichte an Vitalstoffen wie vor 100 Jahren. Bei manchen Mineralstoffen und Spurenelementen beträgt der Rückgang in Obst und Gemüse 70 bis 90 Prozent.

Noch etwas anderes ist wichtig: Wir leben heute nicht mehr in der selben Welt wie unsere Urgroßeltern.

Vor 120 Jahren gab es kaum Industrie, keine Autoabgase, keine Radioaktivität, keine Pestizide und andere Umweltgifte, kein Mobilfunk, kein WLAN, keine genmanipulierte Nahrung, keine Farb-, Konservierungs- und Zusatzstoffe im Essen, keine Chemtrails, keine Nanopartikel, keine Impfstoffe mit Aluminium und Quecksilber, keine Kunststoffe mit Weichmachern usw.

Der Bedarf an Vitaminen, Mineralstoffen und Eiweißbausteinen, die für die Entgiftung essentiell sind, ist heute höher, als noch vor 120 Jahren. Das wird kein vernunftbegabter Mensch bestreiten.

Dr. med. Joachim Mutter und andere Umweltmediziner messen bei Patienten häufig zu niedrige Blutspiegel an den Vitaminen A, D, E, K_2, C und B-Komplex, den Mineralstoffen Kalium, Kalzium und Magnesium, den Spurenelementen Bor, Chrom, Mangan, Molybdän, Selen, Vanadium und Zink. Bei etlichen auch Eisen, Jod und Kupfer. Darüber hinaus ist ein Mangel an Omega-3-Fettsäuren sehr weit verbreitet.

Eine besondere Rolle für die Entgiftung spielt Vitamin B_{12}, denn es kann viele Umweltgifte neutralisieren und unschädlich machen. Der Arzt Dr. Switzer schreibt in einem Artikel über B_{12}:

„Der Wissenschaftler Prof. Pall fand heraus, dass Vitamin B_{12} eine Entgiftungsfunktion für Peroxynitrat und andere Toxine (z.B. quecksilberhaltige Verbindungen) ausführt. Weil unsere Umwelt ziemlich toxisch ist, kommt es zu einer Überstrapazierung unserer B_{12}-Reserven. Wenn die B_{12}-Speicher leer gefegt sind, kann die Entgiftung dann zum Erliegen kommen. Allein die Belastung mit Quecksilber kann sehr ausgeprägt sein. Amalgamplomben, quecksilberverseuchte Fische und quecksilberhaltige Impfstoffe stellen eine große Herausforderung für das Entgiftungsorgan Leber dar. Dadurch bleibt weniger B_{12} für die wichtigen Aufgaben im Nervensystem übrig. Ein Grund für die gegenwärtige Zunahme von Demenzerkrankungen in allen westlichen Ländern? Laut Prof. Pall kann man das chronische Müdigkeitssyndrom als eine Folge der erhöhten Beanspruchung von Vitamin B_{12} durch Toxinbelastung, Amalgam, Pestiziden und Stick-Oxiden in Autoabgasen betrachten."

Dr. Switzer ist durch sein Buch über heilkräftige Wildkräuter-Vitalkost-Rezepte recht bekannt geworden. Er ernährt sich seit vielen Jahren vegetarisch mit viel Gemüse, Wildkräutern, Smoothies, Quinoa und allem was zu einer gesunden Ernährung dazugehört.

Er schreibt: *„Mein Vitamin B_{12}-Blutspiegel ist durch die vegetarische Ernährung drastisch abgesackt. Deswegen musste meine Ernährung überdenken und auch B_{12} zuführen. Das mache ich durch die Einnahme von Methyl-Cobalamin-Lutschtablette jeden zweiten Tag."*

Dr. Switzer bezeichnet den Methylmadonsäure-Test (MMS) als Gold-Standard, um einen B_{12}-Mangel zu erkennen: *„Alle Vegetarier und Veganer, die ich während der letzten Jahre untersucht habe, sind durch den MMS-Test durchgefallen. Es gab da keine Ausnahmen! Deshalb sollten alle Vegetarier und Veganer lieber in ein gutes B_{12}-Präparat wie Methylcobalamin Lutschtabletten investieren, um auf der sicheren Seite zu sein. Selbst Fleischesser sollten auf der Hut sein"*, schreibt Dr. Switzer.

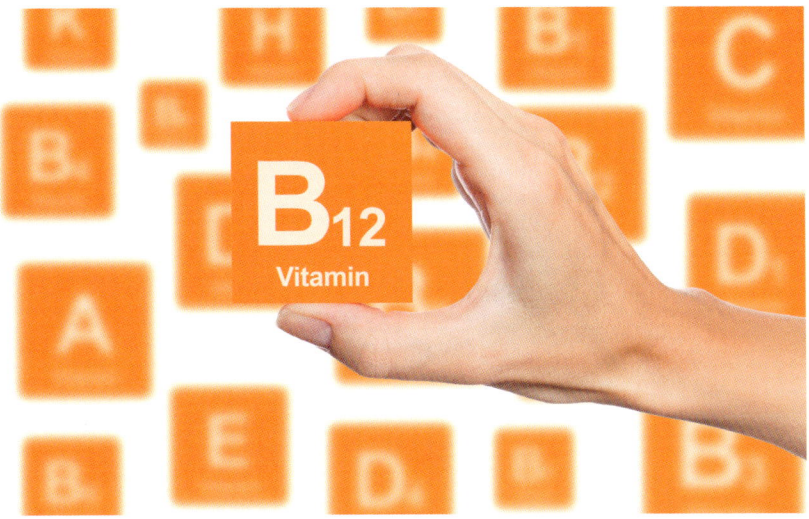

Ein weiterer Grund, warum Vegetarier häufig von einem B_{12}-Defizit betroffen sind, ist der häufige Soja-Verzehr. Die Sojabohne hemmt nach neueren Erkenntnissen die Schilddrüse, was direkt einen B_{12}-Mangel nach sich ziehen kann. Rohes Getreide und Soja enthalten sogenannte Phytate, welche Zink binden. Das wiederum verursacht einem Magensäuremangel und in Folge dessen ein B_{12}-Defizit. Soja enthält auch Proteaseinhibitoren, die Verdauungsenzyme hemmen. Dies führt im Darm zu bakterieller Fehlbesiedlung und damit zu Entzündungen im Darm. Dass dies die B_{12}-Aufnahme verhindert, wurde bereits erklärt.

Die Forscher White et. al. konnten den Tofu-Konsum mit einem Alzheimer-Risiko korrelieren. Glücklicherweise gibt es inzwischen in Bioläden Tofu aus fermentiertem Soja. Die Inhibitoren werden durch das Fermentieren abgebaut und die erwähnten Nachteile treffen dann nicht mehr zu.

Optimal: 2-Phasen-B_{12}

Empfehlenswert sind die sogenannten 2-Phasen-Tabletten. Man lässt diese für einige Sekunden im Mund. Hier wird schon ein Teil über die Mundschleimhaut aufgenommen. Dann schluckt man die Tablette herunter und das restliche B_{12} wird im Dünndarm resorbiert. Die Bioverfügbarkeit ist somit optimiert. Bestelltelefon: 07529 - 973 730.

B_{12} ist recht preiswert. Eine Dose mit 180 Tabletten (je 500 Mikrogramm Vitamin B_{12}) kostet unter 20,- € und reicht bei empfohlener Anwendung ca. ein halbes Jahr.

Fazit:
Ein latenter Vitamin B_{12}-Mangel ist extrem weit verbreitet. Bis es zu schweren körperlichen oder psychischen Symptomen kommt, können viele Jahre vergehen. Ein B_{12}-Defizit wird meist nur mit Blutarmut in Verbindung gebracht. Tatsächlich gibt es jedoch mehr als 50 Symptome, die meist unsere Nerven betreffen. Die erwähnten Labortests lassen einen zusätzlichen Bedarf erkennen. Viel Leid könnte verhindert werden, wenn ein B_{12}-Mangel frühzeitig erkannt wird.

Die Nahrungsergänzung mit B_{12} (Methylcobalamin) hat das Potential, die Lebensqualität eines Großteils der Bevölkerung zu verbessern - nicht nur der älteren Menschen und Veganer.

„50 bis 60 Prozent der Deutschen Bevölkerung weisen einen funktionellen Vitamin-B12-Mangel auf."

Dr. med. Joachim Mutter

Proteine – Quelle der Vitalität

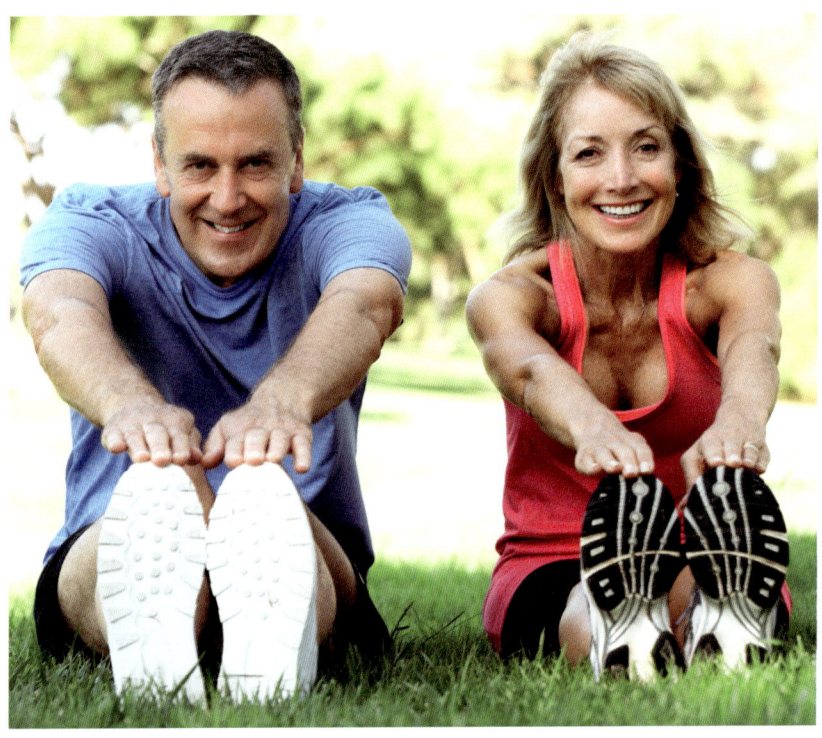

Fett, Eiweiß und Kohlenhydrate sind die wesentlichen Bestandteile unserer Ernährung. Gerade unter gesundheitsbewussten Menschen galt lange die Devise: „Bloß nicht zu viel Eiweiß." Heute wissen wir: Das war falsch! Wir benötigen Eiweiß in ausreichender Menge und von hoher Qualität, um gesund, fit, leistungsfähig, schlank und glücklich zu sein.

Unser Alphabet besteht lediglich aus 26 Buchstaben. Daraus können wir unendlich viele verschiedene Wörter und Sätze formen. Zurzeit gibt es auf der Welt fast 130 Millionen verschiedene Bücher. Egal, ob es sich um die Bibel, Goethes Faust, einen Roman von Rosamunde Pilcher, Harry Potter oder eine Biographie von Gandhi handelt, sie bestehen nur aus wenigen Buchstaben, die unterschiedlich zusammengesetzt sind. Faszinierend!

Ähnlich sieht es mit den Bausteinen des Lebens, den Aminosäuren, aus. Gerade mal 20 sind nötig, um Pflanzen, Tiere und Menschen zu formen. Dabei ist kein Mensch wie der andere. Aus den Aminosäuren baut der Körper in Verbindung mit Wasser, Fett, Kohlenhydraten, Vitaminen, Mineralstoffen und Spurenelementen jede Zelle und jedes Organ auf. Jeder Mensch besitzt Hunderttausende verschiedener Proteine, gebildet aus nur 20 Aminosäuren, deren Abfolge im genetischen Code (DNA) festgelegt ist.

Acht Aminosäuren sind essentiell (lebensnotwendig). Das bedeutet: Unser Körper kann sie selbst nicht herstellen. Wir müssen sie ebenso wie Vitamine, Mineralien, Spurenelemente, Omega-3- und Omega-6-Fettsäuren täglich mit der Nahrung aufnehmen. Sonst entstehen Mangelerscheinungen und Krankheiten.

Unsere roten Blutkörperchen bestehen aus mehr als 1800 Aminosäureverbindungen. Das größte bekannte Protein ist das Muskelprotein Titin. Es besteht aus über 30.000 Aminosäuren. Wenn wir unserem Körper alles Wasser entziehen würden, enthielte die verbleibende „Trockenmasse" fast 50 Prozent Proteine.

Das zeigt wie wichtig dieser Baustoff für unsere Gesundheit ist. Als im Jahr 1820 die molekulare Struktur von Eiweiß entdeckt wurde, wählte man zunächst den Begriff „Grundstoff des Lebens" dafür. Der Forscher Jöns Jakob Berzelius prägte zwei Jahrzehnte später die Bezeichnung „Protein". Dies leitete er ab von den griechischen Wörtern protos (erstes, wichtigstes) und proteuo (ich nehme den ersten Platz ein). Unsere Muskeln, Enzyme, die Haut, das Bindegewebe, Knorpel, Haare, Nägel, alle Zellen und Organe bestehen überwiegend aus Aminosäuren. Aus denen werden wiederum Milliarden von Immunzellen gebildet, die uns Tag für Tag gesund halten, ununterbrochen Infektionen abwehren und entartete (Krebs-)Zellen sofort vernichten.

Unser wichtigstes, körpereigenes Entgiftungsmittel Glutathion wird aus den drei Aminosäuren Glutamin, Cystein und Glycin gebildet. Selbst unsere Hormone, einschließlich des Glückshormons Serotonin und des Schlafhormons Melatonin, bestehen vorwiegend aus Aminosäuren.

Vorsicht! Proteinmangel

Die bekanntesten Eiweißquellen sind: Ei, Fleisch, Fisch, Geflügel, Soja, Hülsenfrüchte und Milchprodukte. Man könnte also meinen, Eiweißmangel ist in unseren Breitengraden nahezu unbekannt. Weit gefehlt!

Einer der bekanntesten und besten Ärzte Deutschlands ist Dr. med. Michael Spitzbart. In seinen Büchern und Vorträgen erwähnt er immer wieder: „Eiweiß ist Lebenskraft". In seiner monatlichen Zeitschrift schreibt er im Juni 2012: „Der Blutwert, der bei meinen Patienten am häufigsten unterhalb des erwünschten Optimums liegt, ist der Gesamt-Eiweißspiegel."

Verwertbarkeit von Proteinen

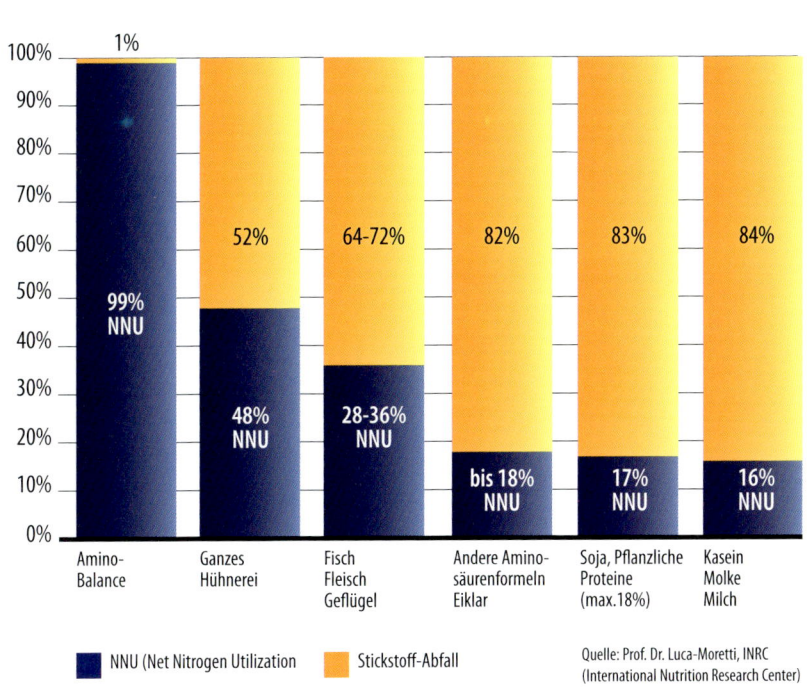

■ NNU (Net Nitrogen Utilization)	■ Stickstoff-Abfall

Quelle: Prof. Dr. Luca-Moretti, INRC
(International Nutrition Research Center)

Die wichtige Information, die in fast allen Büchern über Ernährung fehlt: Entscheidend ist nicht nur die Menge an Eiweiß, sondern die Zusammensetzung und die Qualität. Die Frage ist: Wie viel Eiweiß wird für den anabolen (aufbauenden) Stoffwechsel verwertet und wie viel Stickstoffabfall entsteht dabei, der Leber und Niere belastet? Unter Stickstoffabfall versteht man die Abbauprodukte des Proteinstoffwechsels: Ammoniak, Harnstoff und Harnsäure. Hier sieht es für die meisten eiweißhaltigen Nahrungsmittel wie Fleisch, Soja und Milchprodukte sehr schlecht aus.

Eine weitere wichtige Frage ist: Enthält mein Lebensmittel alle lebensnotwendigen Aminosäuren, die der Körper selbst nicht herstellen kann? Die acht, die unser Organismus täglich über die Nahrung aufnehmen muss, sind: Leucin, Valin, Isoleucin, Lysin, Phenylalanin, Threonin, Methionin und Tryptophan. Fehlt nur eine, dann kann der Körper bestimmte Zellen, Hormone, Blutzellen etc. nicht aufbauen. Man kann sich die Bedeutung der essentiellen Nähr- und Vitalstoffe mit folgendem Bild vor Augen führen: Wenn Sie in einer Fabrik ein Auto zusammenbauen möchten, benötigen Sie eine Karosserie, vier Reifen, ein Lenkrad, Scheibenwischer vorne und hinten, einen Motor, Bremse, Kupplung, Getriebe und so weiter. Wenn Sie nur drei Reifen haben, wird Ihr Auto nicht fahren. Ebenso verhält es sich mit den essentiellen Aminosäuren.

Eine Proteinrevolution

Prof. Dr. Luca-Moretti hat in 31 Jahren Forschungsarbeit entdeckt, dass alle Lebewesen ein ganz spezifisches Aminosäurenmuster haben. Er nannte dies Master Aminoacid Pattern. Zu Deutsch könnte man sagen: Ein Meister-Muster zur Erreichung der maximalen Proteinsynthese. Seine Absicht war, dem Körper über ein Nahrungsergänzungsmittel alle acht lebensnotwendigen Aminosäuren im optimalen Verhältnis zur Verfügung zu stellen. Und dies ohne den Körper zu belasten. Die Rezeptur von Amino-Balance basiert auf den Forschungen von Luca-Moretti. Es ist ein Lebensmittel und besteht zu 100 Prozent aus reinsten Aminosäuren in der optimalen Zusammensetzung. Diese können zu 99 Prozent vom Körper verwendet werden und haben kaum Kalorien.

Zur Herstellung von Amino-Balance werden verschiedene Hülsenfrüchte, die zu den eiweißreichsten pflanzlichen Nahrungsmitteln gehören, hydrolisiert, d. h. in die einzelnen Aminosäurebestandteile zerlegt. Dies geschieht genau wie in unserem Magen durch Enzyme und Salzsäure. Es wird also ein völlig natürlicher Prozess nachgeahmt. Man könnte auch von einer Vorverdauung sprechen.

Anschließend werden die so erhaltenen Aminosäuren gereinigt. Man bezeichnet sie in dem Fall als „kristallin". Aminosäuren sind in ihrer Urform Kristalle. Auch in kristalliner Form haben wir immer noch dieselbe Zusammensetzung wie in unserem Ausgangsprodukt: eine Mischung aus nicht-essentiellen und essentiellen Aminosäuren. Für Amino-Balance werden dann die nicht-essentiellen Aminosäuren und die essentiellen voneinander getrennt. Im nächsten Schritt werden die essentiellen Aminosäuren in das optimale Mengenverhältnis gebracht. Amino-Balance enthält weder Zusatzstoffe noch Dopingsubstanzen. Es gibt keine Kontraindikationen. Eine Überdosierung ist nicht möglich, da es sich um ein Lebensmittel und nicht um ein Medikament handelt.

Wie bereits erwähnt: Damit unser Körper gesunde Zellen aufbauen kann, müssen gleichzeitig alle acht essentiellen Aminosäuren in der richtigen Zusammensetzung vorhanden sein. Ist dies nicht der Fall, werden die Aminosäuren katabol, also abbauend verstoffwechselt. Der Körper kann das Eiweiß zum größten Teil nur zur Energiegewinnung nutzen. Dabei fällt jedoch Stickstoffabfall an, der über Leber und Niere ausgeschieden werden muss. Die Tabelle auf Seite 115 zeigt, dass die herkömmlichen Eiweißquellen den Körper mehr belasten, als nutzen.

Der wichtigste Proteinwert: NNU

Wie wertvoll sind Fleisch, Fisch, Käse, Molke und Soja für uns Menschen?

Die Nettostickstoffverwertung (NNU) gibt eine verlässliche Auskunft. Die Abkürzung kommt aus dem Englischen und steht für Net Nitrogen Utilization. Der NNU-Wert zeigt den Prozentsatz der Aminosäuren an, die in der Lage sind, neue Zellen im Körper aufzubauen. In der Tabelle auf Seite 115 sehen Sie, dass das Amiono-Balance zu 99 % für den Aufbau gesunder Zellen genutzt werden kann. Ganz schlecht sieht es für die meisten Eiweißprodukte aus, die Sie für ein paar Euro im Supermarkt oder in der Apotheke kaufen können. Sie enthalten meist eine Mischung aus Soja, Kasein und Molke. Hier kann der Körper nur rund 17 Prozent nutzen. Der größte Teil, etwa 83 Prozent, wird katabol verstoffwechselt.

Der Stickstoffabfall muss über die Niere entgiftet werden. Bei Fleisch, Fisch und Geflügel fallen zwischen 64 und 72 Prozent Stickstoffabfall an. Je optimaler das Verhältnis der acht essentiellen Aminosäuren ist, desto besser ist die Proteinverwertung und desto geringer der Stickstoffabfall. Gicht und Rheuma waren früher Krankheiten, an denen nur Reiche und Adelige litten. Nur sie konnten sich jeden Tag Fleisch leisten. Die Schmerzen durch die Ablagerungen von Harnsäurekristallen in den Gelenken und die generelle Übersäuerung waren und sind der Preis für einen hohen Fleischkonsum.

Für wen ist Amino-Balance geeignet?

Antwort: Für jeden! Jeder Mensch, gleich welchen Alters, muss täglich alle acht essentiellen Aminosäuren zu sich nehmen. Nur so kann der Körper Muskelmasse, Immunzellen und Zellgewebe aufbauen. Für Vegetarier, Veganer und Menschen, die ihren Fleischkonsum einschränken möchten, ist Anmino-Balance besonders empfehlenswert.

Zehn Presslinge (10 g) Amino-Balance haben nur 0,4 Kalorien und liefern die gleiche Menge tatsächlich aufbauend verwertbarer Aminosäuren wie 350 g Fleisch, Fisch oder Geflügel.

Auch für Diabetiker, Leber- und Nierenkranke ist Amino-Balance ideal. Sie bekommen so ihr lebensnotwendiges Eiweiß, ohne die Organe zu belasten. Ältere Menschen profitieren ganz besonders von Amino-Balance. In einer amerikanischen Studie, die an 32.000 Menschen in Altersheimen durchgeführt wurde, fand man heraus, dass 62 Prozent unter einer schweren Mangelernährung litten. Muskelabbau, faltige Haut, Immunschwäche,

Schlafstörungen (Melatoninmangel), Depressionen (Serotoninmangel) und Weiteres mehr können typische Symptome eines Eiweißmangels sein.

Im Alter lässt auch die Funktion der Nieren um bis zu 70 Prozent nach. Mit Amino-Balance steht ein hervorragender Eiweißlieferant zur Verfügung, der die Nieren nicht belastet. Die Erfahrung zeigt, dass sich ältere Menschen bereits nach wenigen Wochen jünger und besser fühlten, wenn sie 4 bis 6 Amino-Presslinge pro Tag verzehren.

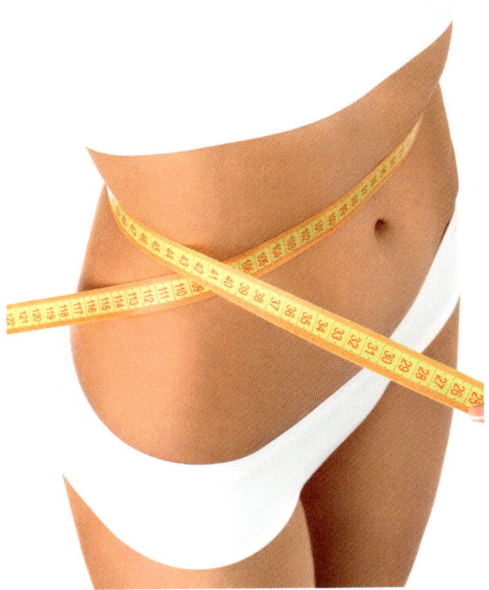

Sie möchten abnehmen? Eiweiß sättigt lange und hält Sie schlank. Gerade am Abend sind Proteine wichtig. Denn: Essen Sie vor dem Zubettgehen Kohlenhydrate, steigt Ihr Insulinspiegel an. Dieser hemmt nicht nur die Fettverbrennung, sondern erhöht auch die Einlagerung von Fett in die Zellen. Sie fühlen sich oft müde und erschöpft? Einfach täglich bis zu 3 x 3 Amino-Presslinge nach dem Essen mit Wasser nehmen!

Die meisten Anwender spüren schon nach wenigen Tagen, dass die Lebensgeister wieder geweckt werden. Man muss Amino-Balance nicht jeden Tag verzehren. Wenn unser Körper jedoch zu wenig essentielle Stoffe mit der Nahrung bekommt, greift er seine Reserven an. Im Falle eines Eiweißmangels sind das die Muskeln. Bei einer Dosierung von nur vier Presslingen am Tag reicht eine Packung mit 120 Stück genau einen Monat.

Probieren Sie es aus. Sie werden begeistert sein!

Nachts gut schlafen – tagsüber fit sein

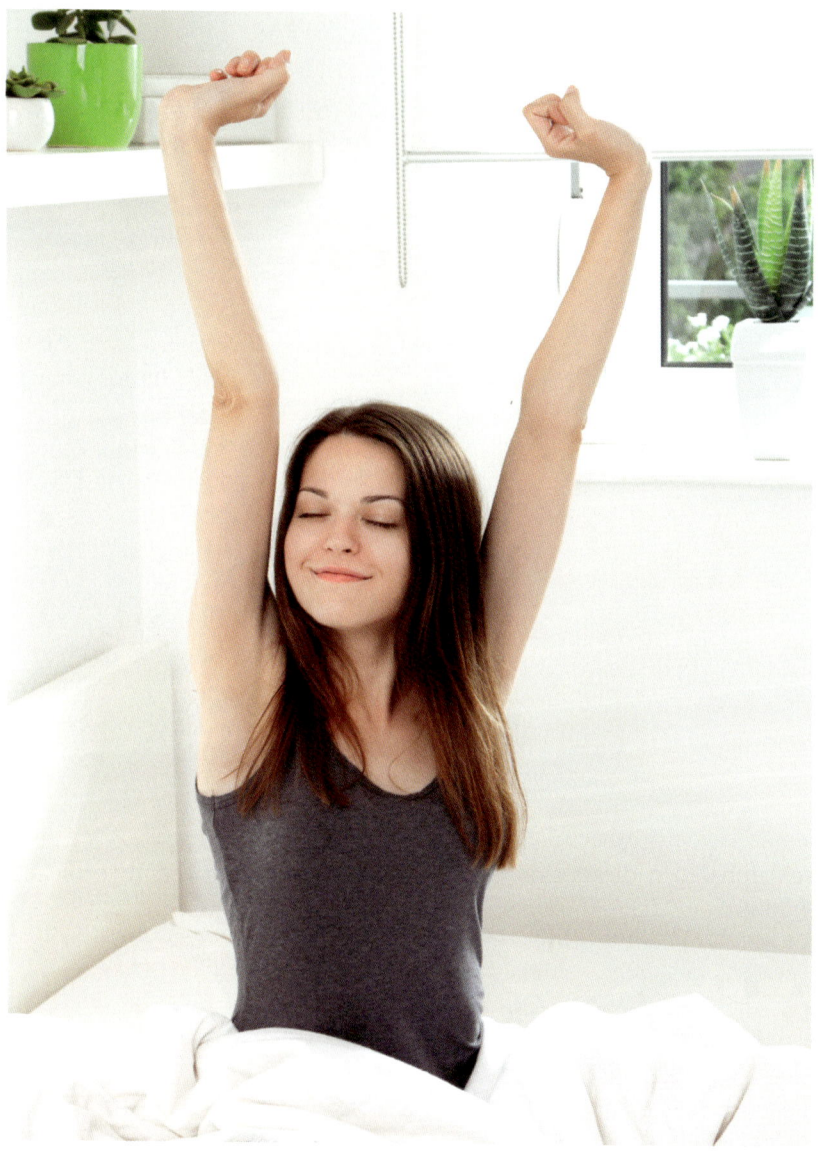

Immer mehr Menschen schlafen schlecht. Die Gründe dafür sind vielfältig. Den meisten setzt der Alltagsstress zu, manchen die Wechseljahre, anderen das Alter. Aber auch der Elektrosmog, der in den vergangenen Jahrzehnten dramatisch gestiegen ist, bringt inzwischen so manchen Bürger um seine Nachtruhe. Hinter all diesen Problemen steckt fast immer eine gestörte Produktion des Schlafhormons Melatonin. Seit einigen Jahren gibt es ein sehr interessantes Naturprodukt, mit dem Sie auf natürliche Weise den Schlaf-Wach-Rhythmus wieder ins Gleichgewicht bringen können.

War die vergangene Nacht mal wieder zu kurz? Sind Sie etwa vor dem Fernseher hängen geblieben, wegen der Arbeit spät ins Bett gekommen? Oder konnten Sie vor lauter Grübeln kaum schlafen? Das ist nicht gut, denn Schlafstörungen machen auf Dauer krank. Nicht nur, dass man sich schon beim Aufstehen ausgelaugt fühlt und den ganzen Tag über gereizt ist. Zu wenig Schlaf kann zu Übergewicht, Bluthochdruck, Herzinfarkt, Gedächtnisverlust, Diabetes oder Depressionen führen. Das haben zahlreiche amerikanische Studien an Erwachsenen nachgewiesen. Der gute Schlaf ist weder Luxus noch Zeitverschwendung. Im Gegenteil, er ist Grundvoraussetzung für Gesundheit, Leistungsfähigkeit und Wohlbefinden. Aber nicht jeder hat ihn. Viele träumen davon, nachts erholsam zu schlafen und tagsüber hellwach zu sein.

Als Mindestschlafzeit gelten im Schnitt fünf bis sechs Stunden. Noch besser ist es, wenn man sieben bis acht Stunden schlafen kann. Doch jeder Mensch ist anders. Was der eine braucht, kann dem anderen schon zu viel sein. Ein Qualitätsmerkmal für eine ausreichende Nachtruhe ist, dass man sich morgens fit und ausgeruht fühlt. Das haben Schlafforscher, wie Professor Jürgen Zulley aus Regensburg, beobachtet. Wichtig ist vor allem das erste Drittel des Schlafes. Denn dann ist der Körper in der Tiefschlafphase. In dieser sind die für die Zellerneuerung verantwortlichen Wachstumshormone am aktivsten. Danach bereitet sich der Organismus schon wieder auf den kommenden Tag vor und schüttet verstärkt Stresshormone aus.

Immer mehr Männer und Frauen in unserer Gesellschaft leiden unter Schlafstörungen. Die meisten greifen in ihrer Not zu herkömmlichen Schlaftabletten. Das Problem dabei ist, dass diese Mittel auf Dauer zu einer Abhängigkeit oder zu einer Gewöhnung führen. Das heißt: Man kann ohne Tablette nicht mehr schlafen und muss die Dosis ständig erhöhen, um den entsprechenden Effekt zu erzielen. Setzen doch diese Medikamente die natürlichen chemischen Prozesse im Gehirn, die beim Einschlafen und Schlafen ablaufen, außer Kraft. Und dann funktioniert irgendwann nichts mehr.

Das Wunderhormon Melatonin

Unser Schlaf-Wach-Rhythmus wird durch das Hormon Melatonin gesteuert. Dieses wird in der Zirbeldrüse, auch Hypophyse genannt, produziert. Damit Ihr Körper das für den Schlaf unentbehrliche Hormon herstellen kann, benötigen Sie drei wichtige Bausteine:

- die essentielle Aminosäure Tryptophan
- Vitamin B_3 (Niacin)
- Vitamin B_6 (Pyridoxin)

Alle drei Bausteine sind in dem Lebensmittel Zenbev enthalten, das wir Ihnen im Laufe des Artikels vorstellen werden.

Tryptophan wird übrigens auch für das Glückshormon Serotonin benötigt. Zwischen beiden Hormonen gibt es eine enge Wechselwirkung: Sobald Licht auf die Netzhaut trifft, wandelt Ihr Körper das Melatonin in Serotonin um. Deswegen sollte nachts der Schlafraum absolut dunkel sein.

Melatonin wirkt nicht nur gegen Schlaflosigkeit, sondern es hat noch andere wertvolle Fähigkeiten:

- stimuliert das Immunsystem
- reduziert Stresshormone
- stärkt das Herz
- stärkt das zentrale Nervensystem.
- wirkt sich positiv auf die Zellregeneration aus
- senkt den Cholesterinspiegel
- verbessert die Stimmung
- schützt vor den schädlichen freien Radikalen
  (das kraftvollste Antioxidans, das bisher bekannt ist).

Das bedeutet: Das Schlafhormon bewahrt den Körper vor einem frühzeitigen Alterungsprozess. Bei Tierfütterungsversuchen lebten die Tiere um ein Drittel länger, wenn sie ausreichend hohe Melatonin-Spiegel im Blut hatten. Man kann bei diesem Hormon ohne Übertreibung von einem Jungbrunnen sprechen. Über Melatonin wurde viel geforscht. Nachzulesen ist das in dem Buch von Walter Pierpaoli: „Melatonin - Schlüssel zu ewiger Jugend, Gesundheit und Fitness" (Goldmann Verlag).

In diesem Werk ist auch genau beschrieben, warum das Schlafhormon vor Krebs schützt und sogar therapeutisch in der Krebstherapie, vor allem bei Brust- und Prostatakrebs, eingesetzt werden kann.

In den USA ist Melatonin deswegen in aller Munde. Man bekommt es dort in nahezu allen Gesundheitsläden. Bei uns nicht. Da stellt sich die Frage: Warum? Möchte man die Rentenkasse nicht zu sehr belasten? Hat man an wirklicher Gesundheit kein echtes Interesse?

Wie dem auch sei. Zum Glück kann unser Körper selbst Melatonin produzieren. Vorausgesetzt wir liefern ihm die nötigen Bausteine Tryptophan und die Vitamine B_3 und B_6 in ausreichender Menge.

Es ist mit Sicherheit auch besser, wenn Ihr Gehirn das Wunderhormon selbst herstellt. Wenn Sie immer nur eine Pille schlucken, fragt sich Ihre Zirbeldrüse: „Warum soll ich denn überhaupt noch selbst Melatonin produzieren?"

Zenbev – der natürliche Schlaftrunk

Tryptophan wird oft als limitierende Aminosäure bezeichnet. Es gibt kaum Lebensmittel, die ausreichende Mengen enthalten. Auch um die Versorgung mit B-Vitaminen, die häufig als Nervenvitamine bezeichnet werden, steht es nicht zum Besten.

Stress reduziert die B-Vitamine ebenso wie Zucker und kohlenhydratreiche Nahrung. Natürliches Tryptophan kommt in Lebensmitteln nicht isoliert vor, sondern immer nur im Verbund mit anderen Eiweißbausteinen.

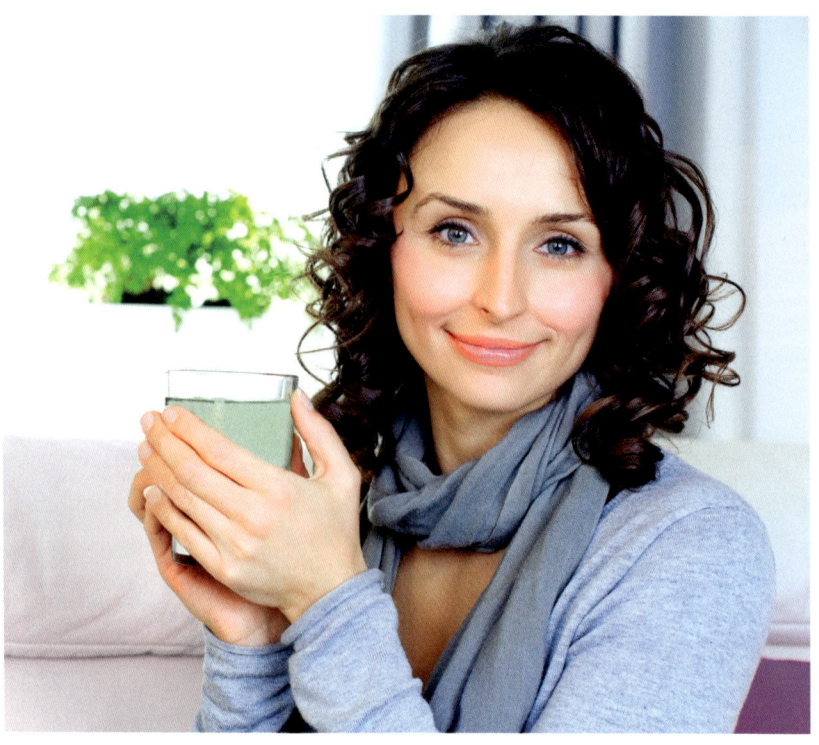

Ein gutes Stück Wohlergehen und Lebensqualität mit Zenbev:
Gut einschlafen, morgens frisch und erholt aufwachen
und den Tag entspannt genießen.

Dr. Craig Hudson aus dem kanadischen Toronto hat nach intensiven For-schungen herausgefunden, dass in den Kürbiskernen des Flaschenkürbis und des Squash-Kürbis die höchsten Tryptophan-Konzentrationen zu finden sind. Wer aber meint, mit dem Knabbern von Kürbiskernen könne man dem Gehirn ausreichend Tryptophan und damit letztlich das Schlaf-hormon Melatonin zuführen, der irrt. Das Gegenteil ist sogar der Fall. Der Verzehr von eiweißhaltigen Lebensmitteln, die hohe Tryptophan-Werte aufweisen, reduziert die Konzentration dieser essentiellen Aminosäure im Gehirn, anstatt sie zu erhöhen. Experten sprechen hier vom Tryptophan-Paradoxon.

Der Grund für dieses Paradoxon ist die sogenannte Blut-Hirn-Schranke. Diese Barriere schützt das empfindliche Gehirn vor schädlichen Stoffen, die sich im Blut befinden, und lässt sie nicht passieren. Tryptophan gelangt nur mit Hilfe eines Transport-Mechanismus ins Gehirn. Das Problem dabei ist, dass das Tryptophan diesen Transport-Mechanismus mit anderen Aminosäuren teilt. Diese kommen in deutlich größeren Mengen vor und binden sich leichter an den Transporter. Wenn man also eiweißreiche Nahrung zu sich nimmt, steigen zwar die Tryptophan-Werte im Blut an, aber die Konkurrenz setzt sich beim Transport ins Gehirn durch, und das Tryptophan hat das Nachsehen. Es landet eher in den Muskeln, als in der Zirbeldrüse.

Der Trick, wie Dr. Hudson nach intensiver Beschäftigung mit der wissenschaftlichen Literatur entdeckt hat, besteht darin, das tryptophanreiche Protein mit einem bestimmten Kohlenhydrat zu verbinden. Dadurch steigt kurzfristig der Insulinspiegel und ermöglicht dem Tryptophan die Blut-Hirn-Schranke leichter zu passieren. Somit kann das Gehirn das Schlafhormon Melatonin produzieren. Auch die notwendigen B-Vitamine sind von Natur aus in dem gemahlenen, entölten Kürbiskernpulver enthalten.

Dr. Hudson nannte seinen Schlaftrunk „Zenbev". Die Silbe „Zen" steht für einen Zustand der Ruhe und des Ausgeglichenseins. Wir kennen den Begriff von der ZEN-Meditation. „Bev" ist die Abkürzung des englischen Wortes „beverage", und bedeutet „Getränk".

Achtung! Melatonin-Räuber

Die Menge des im Körper befindlichen Melatonins bestimmt den Grundrhythmus unserer Organe - sogar jeder einzelnen Zelle. Mit zunehmendem Alter produziert der Mensch normalerweise nur noch ein Bruchteil der Melatonin-Menge wie in der Kindheit. Es gibt sogar Senioren, deren Drüse auf Grund von Verkalkung fast kein Melatonin mehr bilden kann. Die Folge ist logischerweise ein Schlafproblem.

Auch Elektrosmog greift in den Melatonin-Haushalt des Körpers ein. In wissenschaftlichen Studien konnte nachgewiesen werden, dass elektromagnetische Felder beim Menschen den Melatonin-Spiegel senken: Mobilfunksender, Wireless LAN, die beliebten und allgegenwärtigen schnurlosen DECT-Telefone sowie Handys stören massiv die Zirbeldrüse in ihrer Hormonproduktion. Hintergrund ist, dass die stroboskopartigen gepulsten elektromagnetischen Felder unserer digitalen Technik im Frequenzbereich unseres Körpers liegen. Diese Impulse überlagern wiederum den konstanten Erdmagnetismus, den die Zirbeldrüse als Bezugsgröße braucht.

Auch Radiowecker neben dem Bett und Kabel, die nicht abgeschirmt sind, können die Melatonin-Produktion unterbinden. Am besten Sie lassen sich in den Sicherungskasten für das Schlafzimmer einen Netzfreischalter einbauen. Die andere Möglichkeit ist: Sie schalten nachts die Sicherung aus, wenn Sie an Schlafstörungen leiden.

Kaffeegenuss nach 15.00 Uhr kann ebenfalls verhindern, dass Ihr Körper ausreichend Melatonin herstellt.

Tipps für die Einnahme von Zenbev

Die Handhabung ist einfach. Man rührt ein bis zwei Messlöffel Pulver in warmes oder kaltes Wasser, Tee, oder Saft und nimmt diese Mischung eine halbe bis eine Stunde vor dem Zubettgehen zu sich. Um das individuelle Optimum zu erzielen, kann man nach etwa drei Tagen bei Bedarf um einen Messlöffel erhöhen.

Wer seine optimale Dosierung gefunden hat, sollte immer wieder Pausen einlegen. Klinische Studien haben gezeigt, dass auf fünf Nächte mit Zenbev eine zweitägige Pause sinnvoll ist, ohne dass die Wirkung nachlässt. Normalerweise schlägt Zenbev relativ schnell an. Bei massiven Schlafproblemen kann es allerdings eine Weile dauern, bis sich etwas zum Positiven verändert. Sprich, bis Sie nachts gut schlafen und tagsüber fit sind.

Bei Neigung zu Depression, Unruhe- und Angstzuständen können Sie Zenbev auch tagsüber nehmen. Dann wird aus dem Tryptophan vermehrt das Glückshormon Serotonin gebildet, das für gute Laune sorgt

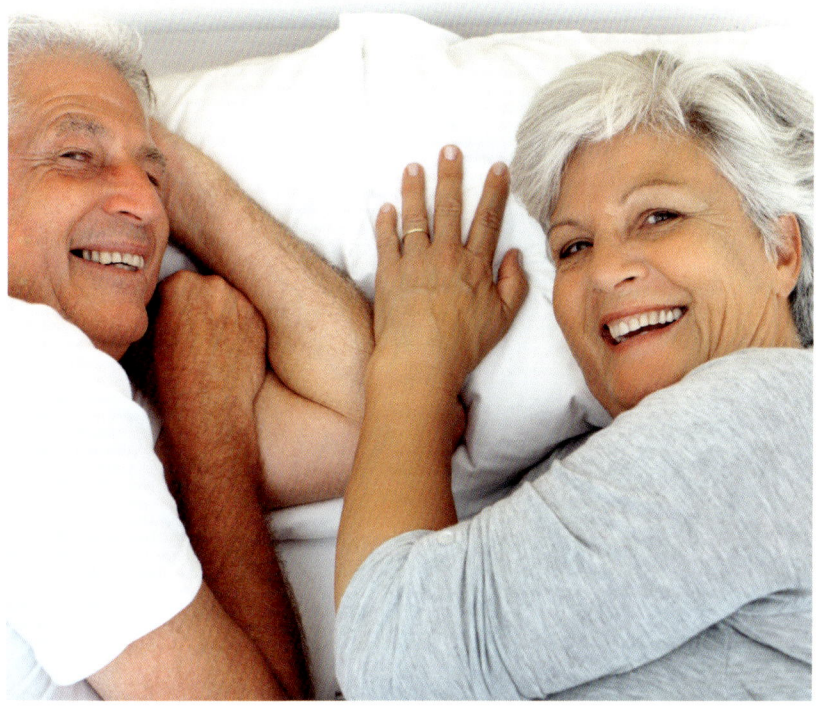

und den Appetit regelt. Menschen, die an Depressionen leiden, haben durchschnittlich einen um 50 Prozent niedrigeren Serotonin-Spiegel im Blut.

Serotonin hat übrigens auch eine stark anti-entzündliche Wirkung. Mit anderen Worten: Bei entzündlichen Erkrankungen (zum Beispiel Fibromyalgie) ist es ebenfalls sinnvoll täglich Zenbev zu genießen. In England wird das spezielle Kürbiskernpulver daher offiziell von der Selbsthilfegruppe Fibromyalgie-Erkrankter empfohlen.

Mit der Einnahme des Getränkepulvers Zenbev schlagen Sie also gleich mehrere Fliegen mit einer Klappe: Sie schlafen besser ein und durch, wachen morgens frisch und erholt auf, fühlen sich tagsüber entspannter als zuvor, sind weniger anfällig für Krankheiten und bleiben länger jung.

Weitere Tipps gegen Schlafstörungen

- Essen Sie abends keine deftigen, reichhaltigen Mahlzeiten. Auch auf Wein, Schnaps oder Bier sollten Sie besser verzichten, denn Alkohol macht zwar müde, stört aber den natürlichen Schlafrhythmus.

- Schalten Sie mindestens 60 Minuten vor dem Zubettgehen einen Gang zurück. Der Fernseher hat jetzt Sendepause.

- Kommen Sie zur Ruhe mit einem Buch, ruhiger Musik oder speziellen Entspannungstechniken.

- Magnesium ist der Mineralstoff der Ruhe und Entspannung. Es ist in manchen Fällen sinnvoll zusätzlich Magnesium einzunehmen.

- Ein wohltuendes, warmes Bad kann beim Abschalten helfen.

- Auch Konzentrations- und Entspannungsübungen wie autogenes Training können hilfreich sein.

- Das Bett sollten Sie nicht zum Arbeiten, Essen oder Fernsehen nutzen. Das hilft, damit Ihr Körper diesen Ort nur mit Schlaf und Entspannung in Zusammenhang bringt.

- Genießen Sie Kräutertees, die eine entspannende Wirkung auf das vegetative Nervensystem haben: Baldrian, Johanniskraut, Melisse, Passionsblume und Hopfen.

- Ein fest installiertes Telefon anstatt einem tragbaren DECT-Telefon im Haus sowie das Ausschalten von W-LAN und Handy über Nacht sorgen für weniger Elektrosmog im ganzen Haus.

- Übrigens: Die optimale Schlafzimmertemperatur liegt bei 15 bis 18 Grad.

- Gestalten Sie Ihr Schlafzimmer gemütlich, damit Sie sich dort wohlfühlen und räumen Sie Dinge weg, die Sie belasten (die liegen gebliebenen Rechnungen, die Schmutzwäsche). Dunkeln Sie außerdem den Raum zum Schlafen möglichst gut ab.

Natürliches Tryptophan fördert den gesunden Schlafrhythmus

Interview mit Dr. Craig Hudson

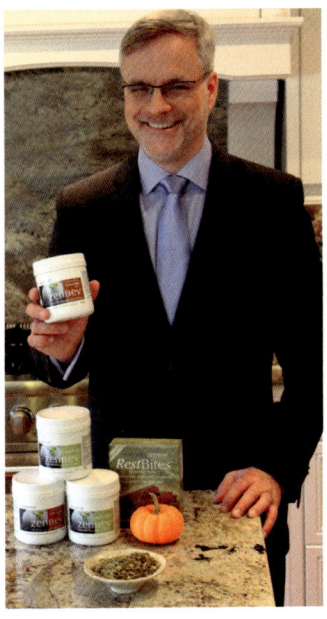

Zur Person: Dr. Craig Hudson ist im kanadischen Toronto geboren und aufgewachsen. Er hat Medizin an der Universität seiner Heimatstadt studiert und jahrelang an verschiedenen Kliniken, wie dem „Alexandra Marine & General Hospital", gearbeitet.

Der 52-Jährige ist Mitglied des medizinischen „Royal College" in Kanada mit Schwerpunkt Psychiatrie. Zu Dr. Hudsons Forschungsschwerpunkt gehört die Behandlung von Schlafstörungen mit natürlichem Tryptophan, aus dem er schließlich Zenbev entwickelt hat. Der Kanadier ist außerdem Buchautor und hat viele Beiträge in medizinischen Zeitschriften veröffentlicht.

Melatonin ist das Hormon, das uns zu einem tiefen, gesunden Schlaf verhilft. Die wichtigste Ausgangssubstanz für das Schlafhormon ist die Aminosäure Tryptophan. Dr. Craig Hudson hat nach langen Recherchen einen natürlichen Stoff gefunden, aus dem die Träume sind: Zenbev, ein tryptophanhaltiges Pulver aus gemahlenen entölten Kürbiskernen.

Was war der Anlass für Sie, Zenbev zu entwickeln?

Dr. Hudson: Als Arzt habe ich mit vielen Patienten zu tun, die unter Schlafproblemen leiden. Und weil herkömmliche Schlaftabletten auf Dauer zu viele Nebenwirkungen auslösen, habe ich bei meinen Forschungen nach einer Alternative gesucht. Im Laufe der Zeit bin ich schließlich zu dem Ergebnis gekommen, dass natürliches Tryptophan die beste Lösung bei Schlafschwierigkeiten ist. Eine gute natürliche Tryptophan-Quelle sind entölte, gemahlene Kürbiskerne, die in Zenbev mit einem Kohlenhydrat angereichert werden, damit die Aminosäure die Blut-Hirn-Schranke besser und schneller überwinden kann.

Zenbev ist mittlerweile in vielen Ländern erhältlich. Wie sind Ihre Erfahrungen damit? Welche Rückmeldungen haben Sie von den Kunden über die Jahre hinweg bekommen?
Dr. Hudson: Die Erfahrungen sind in allen Ländern durchweg sehr gut. Vor allem in meiner Heimat Kanada ist Zenbev sehr populär und wird dort von zahlreichen Medizinern als natürliches Schlafmittel empfohlen. Auch in Norwegen schwören viele Menschen auf unser Produkt. In Deutschland dagegen ist Zenbev noch nicht so bekannt, aber das wollen wir jetzt ändern. Denn auch hier gibt es viele Betroffene, die Schlafstörungen haben.

In der wissenschaftlichen Literatur wird oft empfohlen, auch B-Vitamine zuzuführen, um den Schlaf zu verbessern. Wie ist das, wenn man Zenbev einnimmt? Sind dann überhaupt noch zusätzliche B-Vitamine nötig?
Dr. Hudson: Das Kürbiskernpulver in Zenbev enthält in ausreichendem Maße auch natürliche B-Vitamine. Das heißt, man muss keine B-Vitamine hinzufügen.

Herkömmliche Schlafmittel haben auf Dauer viele Nachteile. Wie sieht das bei Zenbev aus, vor allem auch bei längerer Anwendung?
Dr. Hudson: Da Zenbev eine natürliche Tryptophan-Quelle ist, gibt es keinerlei Probleme. Man kann sogar Auto fahren, denn nur bei absoluter Dunkelheit wird das Tryptophan in Melatonin umgewandelt. Manchmal kann es allerdings sein, dass man sich morgens nach dem Aufwachen kurz groggy fühlt. Aber sobald Licht ins Zimmer kommt, ist das vorbei, weil dann die Aminosäure im Hirn nur in das aufhellende Serotonin und nicht noch weiter in das Schlaf fördernde Melatonin umgewandelt wird. Erfahrungen haben übrigens gezeigt, dass man die beste Wirkung bei Schlafproblemen bei folgender Dosierung erzielt: Man nimmt fünf Abende hintereinander Zenbev ein und dann folgt eine zweitägige Pause. Das Tryptophan bleibt nämlich über längere Zeit im Blut und wirkt entsprechend.

Manche Menschen, die den Drink-Mix abends zum Einschlafen einnehmen, behaupten, sie hätten heftigere Träume als sonst. Wie erklären Sie sich das?

Dr. Hudson: Da ist durchaus etwas dran. Wenn ein Mensch gut schläft, durchläuft er in der Nacht fünf Phasen: Die erste und zweite Phase werden als leichter Schlaf bezeichnet. Die dritte und vierte Station gilt als Tiefschlafphase, in der sich der Körper besonders gut erholt. Und die Fünfte ist die REM-Phase (Rapid Eye Movement), in der der Mensch träumt. Wenn man nun am Abend Alkohol getrunken oder eine Schlaftablette eingenommen hat, durchlebt der Körper nur die ersten beiden Phasen. Mit Zenbev dagegen hat man alle fünf Schlafphasen, vor allem die REM-Phase wird gefördert, und das äußert sich dann eben in lebhaften Träumen.

Gibt es Studien über die Wirkung von Zenbev?

Dr. Hudson: Ja, die letzte Studie haben wir 2006 am Zentrum für Nutritional Neuroscience in den USA mit 57 Personen im Alter von 18 bis 80 Jahren durchgeführt. Die einen Patienten bekamen über einen längeren Zeitraum hinweg Zenbev, die anderen synthetisches Tryptophan plus Kohlenhydrate. Und den dritten wurden nur Kohlenhydrate verabreicht. Nach jeder Nacht wurden die Testpersonen befragt und EKGs gemacht. Schon nach einer Woche zeigte sich, dass Zenbev mit seiner natürlichen Tryptophan-Quelle aus den Kürbiskernen am besten wirkt. Beim synthetisch hergestellten Tryptophan ließ die schlaffördernde Wirkung mit der Zeit deutlich nach. Die Kohlenhydrate allein wiederum haben den Patienten gar nichts gebracht.

Tryptophan fördert bei Dunkelheit ja nicht nur den Schlaf. Bei Helligkeit und Tageslicht wird es in das stimmungsaufhellende Serotonin umgewandelt. Wie sind Ihre Erfahrungen mit Zenbev als Antidepressivum?

Dr. Hudson: Was wir festgestellt haben, es wirkt sehr gut bei Angst- und Unruhezuständen. Als nächstes wollen wir deshalb auch eine Studie zu diesem Thema auf die Beine stellen, um diesen Effekt nachzuweisen. Der Vorteil bei natürlichem Tryptophan ist, dass es sich auch mit Antidepressiva kombinieren lässt, was mit synthetisch hergestelltem nicht empfohlen wird. Das liegt an der relativ niedrigen Tryptophan-Konzentration in Zenbev.

Wie viel Tryptophan befindet sich denn in einem Messlöffel Zenbev? Wie viel braucht im Schnitt ein Erwachsener?
Dr. Hudson: Ein Messlöffel enthält ungefähr 50 Milligramm Trypto- phan. Und im Schnitt reichen einem Erwachsenen ein bis zwei Mess- löffel. Übrigens erzielt man eine schnellere Wirkung, wenn man das Kürbiskernpulver mit Zitronengeschmack in warmen Wasser oder Tee auflöst. Der Grund dafür ist, dass dann die langen Peptidketten schnel- ler aufgebrochen werden können. Außerdem schmeckt es besser. Aber man kann es natürlich auch in kaltem Saft oder Wasser auflösen.

Apropos - muss man Zenbev im Kühlschrank aufbewahren?
Dr. Hudson: Nein, man muss es nicht kühl stellen, Zimmertemperatur reicht aus.

Buchtipp:

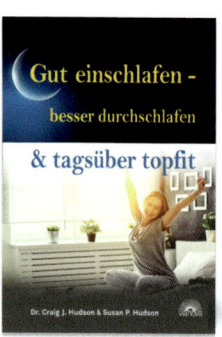

Ein tiefer, erholsamer Schlaf ist für unser ganz- heitliches Wohlbefinden enorm wichtig. Wer ausreichend schläft, leidet seltener an Überge- wicht, Bluthochdruck und Herzerkrankungen.

Dr. Craig Hudson erklärt in diesem leicht ver- ständlichen Buch die Ursachen von Schlaflosig- keit. Dabei geht er auf wichtige Einflussfaktoren wie Umgebung, Ernährung, Stress und Lebens- weise ein.

Er gibt wertvolle Tipps, die erfolgreich Schlafprobleme lösen können. Sein 4-Wochen-Programm hat weltweit unzähligen Menschen zu einem erholsameren Schlaf und damit zu mehr Lebensqualität verholfen.

Verlag Via Nova   116 Seiten   € 14,80

Erfahrungsberichte mit Zenbev

• *„Ich schreibe Ihnen dies nur, um Ihnen zu sagen, wie gut Ihr Produkt ist. Ich leide unter einer Schlafstörung. Ich habe zwar kein Problem einzuschlafen, doch ich wache während der Nacht mehrmals auf. Es war so schlimm, dass ich morgens weinend aufgestanden bin, weil ich so müde war. Eines Tages fragte ich in unserem Reformhaus um Rat und die Dame empfahl mir Zenbev. Noch am selben Abend nahm ich zwei Löffel davon und schlief die Nacht durch! Ich nehme Zenbev nun jeden Abend und stehe morgens ausgeschlafen auf.* Janina Dys

• *„In den letzten Jahren war ein beständiger, erholsamer Schlaf nicht möglich. Ich erwachte einige Male in der Nacht und schlief unruhig wieder ein, um dann wieder aufzuwachen.*

Mein Beruf als Lehrerin erfordert, dass ich wachsam bin, ausgeruht und geduldig. Eine Klasse mit über 30 heranwachsenden Kindern zu führen, ist keine Aufgabe, die man mit wenigen Stunden Schlaf bewältigen kann. Seitdem ich regelmäßig Zenbev nehme, habe ich meine Schlafgewohnheiten wieder unter Kontrolle. Ich

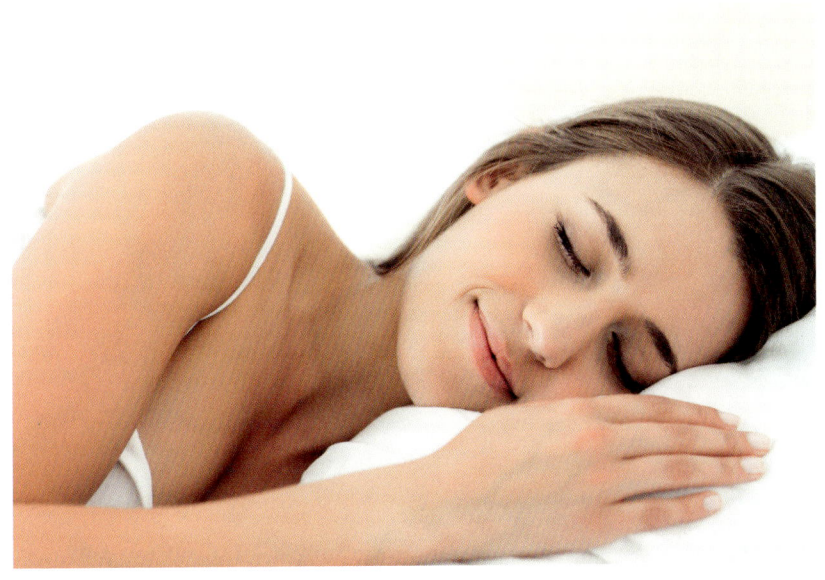

wache jeden Morgen ausgeruht auf und fühle mich in der Lage, die überschiessenden Hormonausschüttungen (nicht meine) und wissbegierige Köpfe zu bewältigen.

Ich kann dieses Produkt nicht genug loben. Zenbev hat eine sehr deutliche Verbesserung meiner Lebensqualität bewirkt. Vielen Dank nochmals! Dominique R.

• *„Ich war neugierig und wollte herauszufinden, ob Zenbev in Bezug auf meine Schlafstörungen etwas bewirken könnte. Mein Problem war, dass ich jede Nacht aufwachte, mich herumwälzte und mir über den nächsten Tag den Kopf zerbrach. Seit der Einnahme von Zenbev wache ich manchmal immer noch nachts auf. Doch ich bin nicht mehr unruhig, sorge mich nicht mehr, sondern bin ganz gelassen.* Kerry D

• *„Ich hatte einige Schlafprobleme in den letzten 2 ½ Jahren. Fast ein Jahr lang war ich alle 20 Minuten wach. Ich gehöre zu den Menschen, die keine Medikamente einnehmen und Schlaftabletten reduzieren.*

Ich habe eine Menge anderer, alternativer Produkte versucht mit wenig oder keinem Effekt. Als ich mit meiner Weisheit am Ende war und kurz davor stand, mich wegen Schlafproblemen in eine Klinik einweisen zu lassen, erzählte mir ein wundervoller Naturheilpraktiker von Zenbev. Ich nahm es und dachte, dass es wie alle anderen Mittel nichts ausrichten würde.

Zu meiner großen Freude verbesserte sich mein Schlaf zusehends. Nach neun oder zehn Monaten Zenbev-Einnahme schlafe ich nun sogar durch bis sechs Uhr am Morgen, während ich um zehn Uhr abends ins Bett gehe.

Danke für die Qualität meines Schlafes und meines Lebens, die ich viele Jahre nicht hatte. Ich fühle mich überaus erholt und ruhig und zwar sowohl am Tag als auch in der Nacht.

Dieses Produkt Zenbev ist das einzige, das keine Nebenwirkungen hat, von denen, die ich ausprobierte. S. Ensing

Zenbev erhalten Sie in jeder Apotheke oder direkt bei Quintessence: Tel. 0 75 29 / 973 730

Manuka –
Der Honig mit antibiotischer Kraft

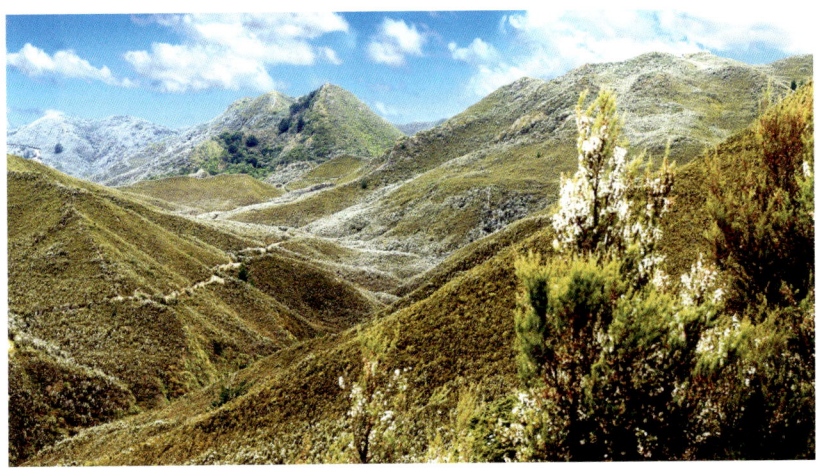

Aus Neuseeland kommt ein ganz besonderes Naturprodukt zu uns: Manuka-Honig. Er verfügt über einen hohen Anteil des speziellen Zuckerabbauproduktes Methylglyoxal, kurz MGO. Damit wird seine „Aktivität" bzw. Wirksamkeit gegen krankmachende Bakterien ausgedrückt. Manuka ist auch hilfreich zur Vorsorge und Linderung von entzündlichen Prozessen. Als Wundauflage wird er sogar in Kliniken eingesetzt.

Unser komfortables, zivilisiertes Leben führt mitunter auch zu Befindlichkeitsstörungen, die nicht mehr so leicht zu behandeln sind. Chronisch gewordene Nasennebenhöhlen-Entzündungen, die auf Antibiotika nicht mehr reagieren, oder Wunden, die einfach nicht heilen wollen, sind Beispiele hierfür.

Wir kennen es aus der Kräuterheilkunde, dass die Natur uns Hilfen schenkt, die in schulmedizinischen Behandlungen häufig nicht berücksichtigt werden. Doch während die Behandlung mit Kräutern meist längerfristig angelegt werden muss, scheint der Manuka-Honig aus Neuseeland hochaktiv zu sein, was zu erstaunlich schnellen Linderungen und Heilungen führen kann.

Honig von besonderer Güte

Honig war schon immer ein bewährtes Hausmittel. Doch zum Erstaunen der Wissenschaft verfügt der Manuka-Honig aus Neuseeland über eine enorme antibiotische Wirkung. Prof. Henle von der Universität Dresden hat 2006 verschiedene Honigsorten auf ihre Eigenschaften hin untersucht. Verblüfft stellte er fest, dass der neuseeländische Honig des Strauches Manuka es wirklich in sich hat. Er verfügt zwar nicht über Wasserstoffperoxyd, wie die anderen bei uns bekannten Honigsorten, doch von dem Wirkstoff mit dem komplizierten Namen Methylglyoxal (MGO) enthält er je nach Reifegrad mehr als das Hundertfache als konventionelle Honigsorten. Methylglyoxal ist ein Nebenprodukt von Stoffwechselvorgängen und in der Lage, unseren Körper zu stärken und ihn widerstandsfähiger zu machen. Dank dieses Wirkstoffes haben selbst antibiotikaresistente Bakterien keine Chance. Und er ist der Grund, warum der Honig so erfolgreich bei hartnäckigen Beschwerden wie Sinusitis, schlecht heilenden Wunden und vielen anderen Beschwerden ist (siehe Anwendungstipps!).

Lange rätselten die Forscher wie es zu dieser hohen Wirksamkeit kommen kann. Mittlerweile scheint gesichert, dass sie ausschließlich mit dem äußerst widerstandsfähigen Manuka-Strauch zu tun hat. Er ist ein Verwandter des australischen Teebaums und gedeiht trotz Hitze und Trockenheit. Im Manukahonig entsteht die hochwertige Substanz MGO, die für uns Menschen der reinste Segen ist. Auch für Ärzte ist der Manuka-Honig eine interessante Entdeckung. In vielen Kliniken wird er inzwischen konsequent zur Behandlung von Wunden eingesetzt. Sie heilen dadurch schneller und der Wundverband lässt sich sehr leicht lösen, weil die Wunde nicht verklebt. Forschungen belegen sogar die Wirksamkeit des Manuka-Honigs gegen den multiresistenten Krankenhauskeim MRSA.

Verschiedene Reifegrade

Die Aktivität des Manuka-Honigs kann unterschiedlich sein und hängt mit der Reifezeit (Lagerung über Jahre) zusammen. Die aktivste Sorte ist MGO 550+. Und damit ist sie auch die teuerste. Auf die bloße Haut sollte sie nicht gegeben werden, da es brennen kann. Für Wundauflagen und Bestreichungen der Haut sind MGO 100+ und MGO 250+ die richtige Wahl. Übrigens sind alle Honige aus Neuseeland frei von Pollen gentechnisch veränderter Organismen (GVO).

Die Manuka-Honige der Marke „Manuka Health" sind übrigens die einzigen MGO-zertifizierten Honige, die im Ursprungsland Neuseeland original abgefüllt und zuvor nach der Methode des Instituts für Lebensmittelchemie der TU Dresden auf ihren MGO-Gehalt getestet wurden. Um die gesundheitsfördernden Eigenschaften von MGO Manuka-Honigen weiter zu erforschen, arbeitet Manuka-Health eng mit der TU Dresden zusammen.

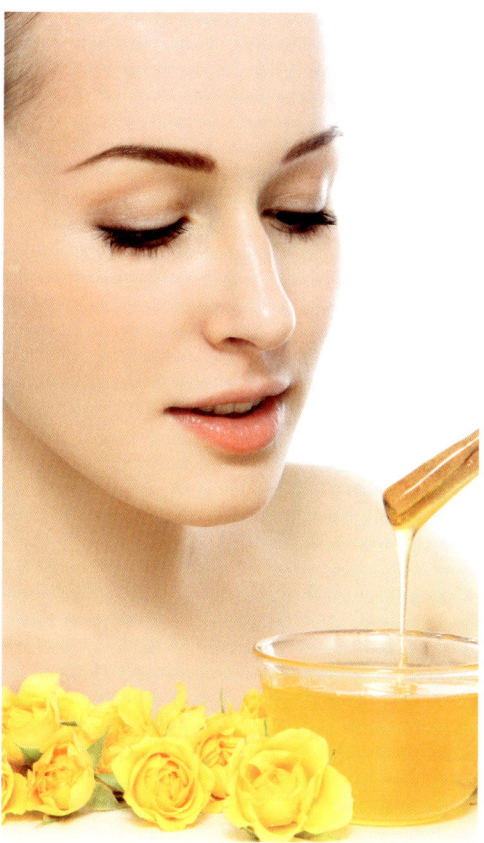

Der Manuka-Honig kann sowohl dem Salatdressing, der heißen Milch oder dem Tee zugefügt als auch zur Prophylaxe von Erkältungskrankheiten pur verzehrt werden.

Einfach täglich einen Teelöffel im Mund zergehen lassen. Besonders jetzt, wenn die Tage kühler werden, ist er eine hervorragende Vorsorge.

Sie können ihn jedoch auch gezielt bei ernsthaften Befindlichkeitsstörungen anwenden, sowohl äußerlich als auch innerlich. Manuka-Honig ist sozusagen ein Universal-Heilmittel.

Manuka-Anwendungstipps

Innere Anwendung

Bei beginnenden Erkältungskrankheiten bzw. Infektionen mit Begleiterscheinungen wie geröteter Rachen, Kratzen im Hals, Heiserkeit etc. Die einfachste und wirkungsvollste Methode ist die Einnahme pur: Mindestens 3 x täglich einen Teelöffel auf der Zunge zergehen lassen. So lange es geht im Mund behalten! Wichtig ist, dass der Honig den Rachen langsam passiert. Danach eine halbe Stunde nichts essen oder trinken, um die Wirkung nicht wegzuspülen.

Bei Schnupfen, verstopfter oder wunder Nase

Vor dem Schlafengehen die inneren Nasenwände reichlich mit Manuka-Honig (mindestens MGO 100+) dick einstreichen. Der Honig verflüssigt sich, sodass er über Nacht weiträumig wirken kann. Empfohlen auch bei Neigung zu Nasennebenhöhlen-Entzündungen.

Nasennebenhöhlen-Entzündung (Sinusitis)

Es ist wichtig, dass die Schleimhäute Kontakt mit der Honiglösung in Kombination mit Emser Salz haben. Dazu eignen sich die im Handel erhältlichen Nasenduschen. Mit ihnen kann man die Lösung direkt zu den mit Bakterien besiedelten Schleimhäuten bringen. Zuvor ist es wichtig, die Nase frei zu machen, damit die Lösung möglichst weit in die Nebenhöhlen eindringen kann.

Blasenerkältung und -entzündung

Auch hier kann die simple Lösung, Manuka-Honig pur zu essen, sehr effektiv sein. Empfehlenswert sind circa 100 g des Honigs (mindestens MGO 100+) über den Tag verteilt.

Magen-Darm-Probleme

Studien der Waikato-Universität Neuseeland zeigen, dass der Einsatz von aktivem Manuka-Honig besonders bei einer Infektion mit Helicobacterpylori, dem Erreger des Magengeschwürs, erfolgreich sein kann. Dazu eignen sich die höher konzentrierten Manuka-Honige, z. B. MGO 400+ oder MGO 550+. Entweder in etwas warmem Wasser auflösen oder pur langsam im Mund zergehen lassen. Einnahme stets nüchtern, vor den Mahlzeiten.

Offene Wunden und Druckgeschwüre (Dekubitus)

Der Manuka-Honig hat bereits eine kleine Erfolgsgeschichte hinter sich, was die Behandlung von eitrigen, schlecht heilenden Wunden und Druckgeschwüren angeht! In der Abteilung Wundbehandlung des Berliner Gemeinschaftskrankenhauses Havelhöhe wird Manuka-Honig gezielt zur Wundbehandlung eingesetzt. Es bestehen sehr gute Erfahrungen, auch bei Brandwunden und in der Diabetologie. Die Wunden heilen schneller, sie verkleben nicht und der Honig desinfiziert die Wunde immer wieder. Die Narbenbildung ist deutlich geringer. Übrigens ist der Honig auch sehr gut für die Behandlung von Wunden bei Tieren geeignet!

Anwendung: Den Manuka-Honig mit einem (Holz-)Spatel auf die jeweilige Stelle auftragen oder sogar in Wundtaschen (z. B. bei Druckgeschwüren) geben. Verbinden, aber keinen Druck auf die Wunde entstehen lassen. In der Regel entfaltet Manuka-Honig bereits nach kurzer Zeit seine Wirkung: Unangenehmer Geruch verschwindet, die Wundheilung schreitet voran und neues Gewebe entsteht. Manuka-Honig kann auch hilfreich sein bei antibiotikaresistenten Keimen (MRSA). Stark eitrige Wunden sollten zuvor mit Wunddesinfektion gereinigt werden. Bei sauberen und frischen Wunden kann der Honig direkt aufgetragen werden. Da Manuka ein wenig brennen kann, empfiehlt es sich, zunächst den MGO 100+ zu verwenden. Für die Wundheilung ist der MGO 250+ allerdings sehr gut geeignet. Den Verband am besten täglich wechseln.

Pilzerkrankungen

Manuka-Honig wirkt hervorragend gegen Pilzerkrankungen wie Hautpilze oder den innerlichen Befall durch z. B. Candida albicans. Dieser ernährt sich zwar von Zucker, mag aber offenbar kein Methylglyoxal.

Bitte beachten: Die Menschen sind verschieden. Bitte verstehen Sie diese Hinweise daher als Orientierung. Am besten Sie probieren den Honig und seine Wirkung selbst aus.

Bei Kleinkindern unter 12 Monaten wird generell von einer Einnahme roher Naturprodukte wie Honig abgeraten!

Weihrauch –
Das Kortison der Natur

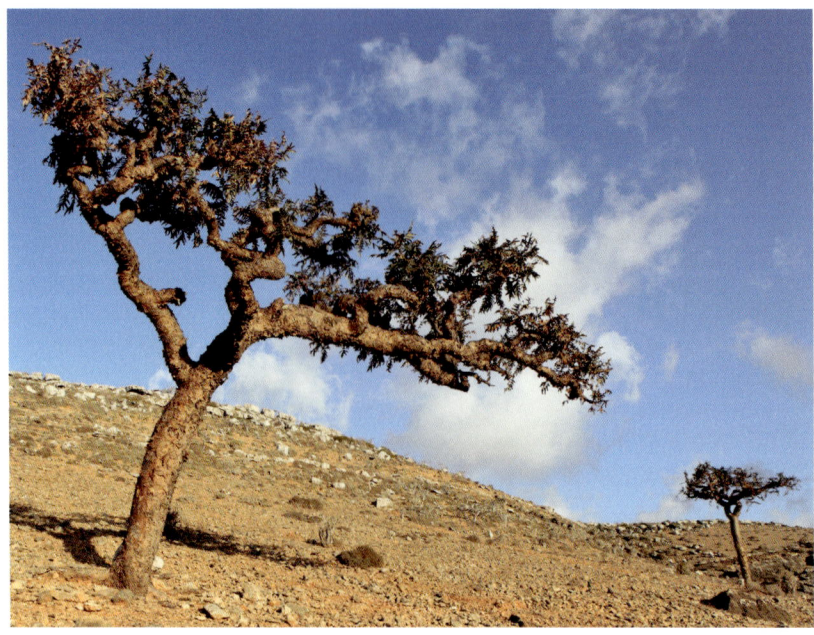

In der traditionellen Medizin wird Weihrauch seit Jahrtausenden als Heilmittel verwendet. Seit über 30 Jahren erforschen Wissenschaftler auf der ganzen Welt die Wirkungen von Weihrauch-Extrakt. Die Studien zeigen, dass die darin enthaltenen Boswelliasäuren hervorragend bei chronischen Entzündungen helfen.

Weihrauch ist das natürliche Harz von Balsambaumgewächsen. Es gibt rund 300 verschiedene Arten, die in sehr trockenen Gegenden in Indien, Südarabien und Afrika wachsen. In der Antike wurde das Harz zum Räuchern in den Tempeln und Kultstädten der Ägypter, bei den Babyloniern, Assyrern, Phöniziern, Persern, Israeliten sowie bei Griechen und Römern verwendet. Der Wohlgeruch des goldenen Harzes erfüllte später auch christliche Kirchen. Der Name ist abgeleitet vom althochdeutschen „Wîhrouch" was „heiliges Räucherwerk" bedeutet.

Im Altertum galt Weihrauch auch als Statussymbol. Ihn im reichen Maße zu besitzen, verlieh Ansehen und Würde. Gold, Weihrauch und Myrrhe (ebenfalls ein Harz) waren Kostbarkeiten, die man Herrschern und Königen zum Geschenk reichte.

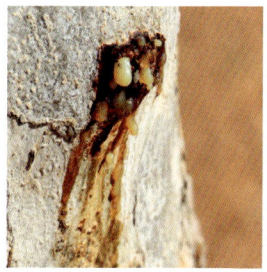

Das wertvolle Harz wird durch Anritzen von Stamm und Ästen gewonnen. Es tritt eine klebrig-milchige Flüssigkeit hervor, aus der durch Trocknung das begehrte Weihrauchharz entsteht.

Die Harzausbeute pro Baum hängt vom Alter, Größe und Zustand des Baumes ab. Sie liegt zwischen drei und neun Kilogramm.

Weihrauch als traditionelles Heilmittel

Eines der ältesten medizinischen Schriftstücke der Welt ist der Papyrus Eber (16. Jahrhundert vor Chr.). In diesen Aufzeichnungen der alten ägyptischen Ärzte finden wir bereits ein Gemisch aus zerstampften Weihrauch und Honig.

In der Ayurvedischen Medizin wird Weihrauch seit mindestens 5.000 Jahren als Naturheilmittel verwendet. Ayurveda heißt übersetzt „Wissen (oder Wissenschaft) vom langen und gesunden Leben". In Indien wird „Salai Guggal", man das Harz dort nennt, bei Arthritis, Ischialgie, rheumatischen Erkrankungen und bei Gelenk- und Muskelbeschwerden eingesetzt.

Hippokrates und andere Ärzte in der Antike verwendeten Weihrauch zur Wundreinigung, gegen Krankheiten der Atemwege und bei Verdauungsbeschwerden. Auch Hildegard von Bingen empfahl das goldene Harz gegen etliche Gesundheitsprobleme.

In der europäischen Naturheilkunde war Weihrauch hauptsächlich zur Linderung von rheumatischen Erkrankungen nach 1850 in pharmakologischen Büchern zu finden. 20 Jahre später geriet Weihrauch durch das Aufkommen chemisch-pharmazeutischer Medikamente in Vergessenheit.

Weihrauch hilft gegen Entzündungen aller Art

Grundsätzlich ist eine akute Entzündung eine sinnvolle Heilreaktion unseres Körpers. Bei einer Verletzung sorgt der mehrstufige Prozess einer Entzündung dafür, dass es nicht zu einer Blutvergiftung kommt, neues Gewebe gebildet wird und sich die Wunde wieder verschließt. Auch Krankheitserreger können durch eine Entzündungsreaktion beseitigt werden. Entzündungen werden erst dann zu einem Problem, wenn sie ihre ursprüngliche Reparaturfunktion verlieren und sich „verselbstständigen". Wir sprechen dann von chronischen Entzündungen. Im Prinzip kann jedes Organ durch eine dauerhafte Entzündung geschädigt werden. Deshalb bezeichnen Mediziner heute chronische Entzündungen als „heimliche Killer".

Der Schwelbrand im Körper begünstigt die Entstehung von Diabetes, Alzheimer, Herzinfarkt, Schlaganfall, MS, Krebs und andere Leiden. Der Entzündungsherd muss gar nicht groß sein. Eine dauerhafte Zahnfleischentzündung oder ein Entzündungsherd im Kiefer genügen schon, um einen nachhaltigen Schaden anzurichten.

Chronische Entzündungen werden durch Entzündungsvermittler (Mediatoren) unterhalten. Prostaglandine, Leukotriene und Histamin sind bekannte Vertreter. Prostaglandine erzeugen eine Gefäßweitstellung und erhöhen die Schmerzempfindlichkeit. Leukotriene locken weiße Blutkörperchen an und stimulieren deren Aktivität.

Kortison (auch Cortison) und andere entzündungshemmende Arzneimittel unterdrücken sowohl die Bildung von Prostaglandinen als auch Leukotriene. Die Nebenwirkungen durch die Langzeiteinnahme von Kortison sind weitgehend bekannt. Sie reichen von einem aufgedunsenen Gesicht bis hin zu Diabetes, Osteoporose und Organschäden. Kortison ist ein hervorragendes Medikament, das im Notfall Leben retten kann. Für die Dauereinnahme ist es nach Ansicht vieler Naturheilkundler nicht geeignet.

Bei Rheuma, Asthma, MS, Arthritis, Darm- sowie anderen chronischen Entzündungen setzen Heilpraktiker und Naturärzte gerne Weihrauch und andere potente Entzündungshemmer aus der Natur ein.

Auch diese Naturstoffe helfen, chronische Entzündungen in Schach zu halten:

- ▶ OPC
- ▶ Omega-3-Fettsäuren (Krill-Öl)
- ▶ Enzyme
  (Rechtsregulat, Trank des Lebens)
- ▶ Antioxidantien (Q10, Vitamin C, Vitamin E, Carotinoide, Bioflavonoide, Zink und Selen)

- ▶ Pycnogenol®
- ▶ Hagebuttenöl oder -extrakt
- ▶ Beeren
  (z.B. Cranberries, Acai)

Speziell Weihrauch hat gegenüber den schulmedizinischen Medikamenten wie Kortison und NSAR (nichtsteroidale Antirheumatika) einen entscheidenden Vorteil: Das Harz scheint isoliert die Produktion von Leukotrienen zu hemmen. Dadurch werden nicht ständig neue „Entzündungsstoffe" nachproduziert. Anders ausgedrückt: Indem man die Produktion von Leukotrienen unterbindet, wirft man nicht ständig Kohle ins Feuer – die chronische Inflammation wird gestoppt. Die Pharmazie sucht seit langem nach einem solchen Medikament, das sie dann auch patentieren können. Bisher ohne Erfolg.

Wissenschaftliche Studien bestätigen die Erfahrungsmedizin. International wird mit Weihrauchextrakten (lat. Olibanum) vor allem bei entzündlichen Erkrankungen geforscht. Wissenschaftler der Harvard-Universität fanden bei einer evidenzbasierten systematischen Übersicht bereits publizierter Studien Beweise für die Wirksamkeit von Weihrauch bei rheumatoider Arthritis, Osteoarthritis und Asthma.

Studien in Indien untersuchten den Einsatz von Olibanum-Extrakt bei entzündlichen Darmerkrankungen. Colitis Ulcerosa und Morbus Crohn sind in der heutigen Zeit weit verbreitet. Bei den Forschungen in Indien kam man zu dem Ergebnis, dass der Harzextrakt genauso gut wirkt wie das synthetische Standardtherapeutikum. Die Boswelliasäuren aus dem Weihrauch und die Huminsäuren aus dem Trinkmoor gehören zu den besten anti-ent-zündlichen Stoffen. Natürlich sollte man bei Darmproblemen auch immer die Mikroflora im Darm verbessern.

In Deutschland beschäftigte sich der Pharmakologe Prof. Dr. Hermann Ammon von der Universität in Tübingen auf wissenschaftlicher Ebene mit Weihrauchextrakten. Ihm gelang 1991 der genaue Nachweis des Wirkprin-zips der Boswelliasäuren über die Hemmung der Leukotrien-Synthese.

Im Jahr 2014 fand in Boston ein Kongress über Multiple Sklerose statt. Mehr als 8.000 Neurologen aus der ganzen Welt informierten sich über aktuelle Therapieverfahren. Die systemische Nervenerkrankung MS ist gekennzeichnet durch Entzündungen an den Nervenzellen, Empfindungs- und Sehstörungen, bleierne Müdigkeit, Schwindel, Zittern und Lähmungen. Die deutsche Neurologin Dr. Klarissa Hanja Stürner stellte die Ergebnisse ihrer Forschergruppe vor. Am Hamburger Institut für Neuroimmunologie bekamen 37 Patienten mit schubförmiger MS acht Monate kein Kortison oder Interferon sondern Weihrauchkapseln verabreicht.

Ergebnis: Die Zahl der Nervenschäden reduzierte sich um knapp 60 Pro-zent. Auch die jährliche Rate von Schüben ging signifikant zurück. In den vergangenen Jahren wurde in Deutschland auch an den Universitäten von Jena und Saarbrücken sowie an der TU München die vielfältigen positiven Wirkungen der Weihrauchextrakte erforscht.

Der Internist Dr. med. Rainer Brenke ist Experte für Naturheilverfahren. Er war an der Charité in Berlin tätig. In der bekannten Hufeland-Klinik Bad Ems war er einige Jahre als Chefarzt angestellt. Für die Zeitschrift „Natur-arzt" schrieb er im Jahre 2007 einen Bericht über die Wirkungen des gol-denen Harzes: „In unserer Klinik setzen wir Weihrauch bei entzündlichen rheumatischen Erkrankungen (z. B. chronische Polyarthritis, Morbus Bech-terew), der Schuppenflechte mit Gelenkbeteiligung, der aktivierten Arthro-se und entzündlichen Darmerkrankungen ein. Ziel ist es, die Entzündungs-aktivität zurückzudrängen, so dass die Dosis von Kortisonpräparaten oder anderen Medikamenten langsam reduziert werden kann. Nebenwirkungen sind bei Weihrauchpräparaten selten und in der Regel harmlos."

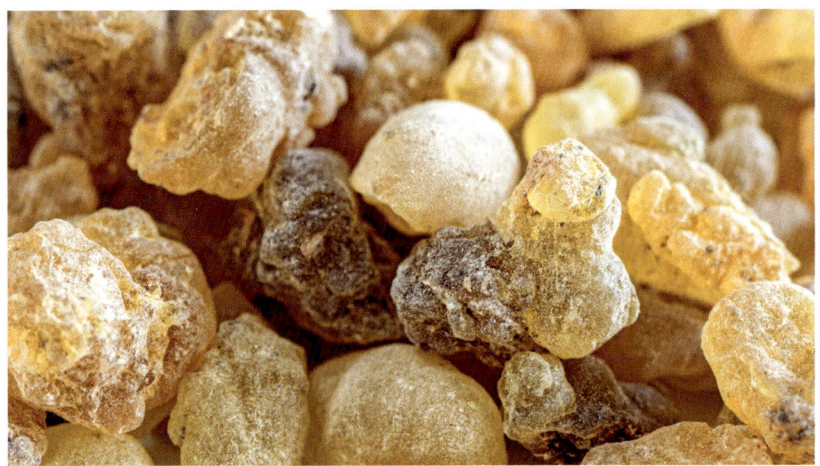

Gelegentlich kommt es zu einer leichten Unverträglichkeit von Seiten des Magen-Darm-Traktes. Die unbedenkliche Übelkeit verschwindet jedoch schnell bei Dosisreduktion oder nach Absetzen des Präparates. Zurzeit gibt es in Deutschland kein zugelassenes Medikament mit Weihrauchwirkstoffen. In der Schweiz ist in manchen Kantonen das Ayurvedische Mittel H15 erhältlich, dass auch bei Glioblastomen (Hirntumoren) Erfolge zeigte.

Die Firma Quintessence-Naturprodukte im Allgäu bietet ein preiswertes Nahrungsergänzungsmittel mit dem bewährten Weihrauch-Extrakt Salai Guggal an. Für die äußerliche Anwendung (z. B. bei Gelenkbeschwerden) ist dort zusätzlich ein Weihrauch-Balsam erhältlich.

Fazit: Bei chronischen Entzündungen ist Weihrauch-Extrakt das Mittel der Wahl. Sie sollten jedoch auf eine ausreichend hohe Dosierung achten. In manchen klinischen Studien erwiesen sich erst Dosierungen von ca. 1.000 mg Boswellia-serrata-Extrakt dreimal täglich als wirksam (3 - 4 Kapseln). Weihrauch kann hervorragend mit weiteren antientzündlichen Stoffen wie Pycnogenol®, Krillöl und Antioxidantien eingesetzt werden.

Granatapfel – schützt auf vielfältige Weise Ihre Gesundheit

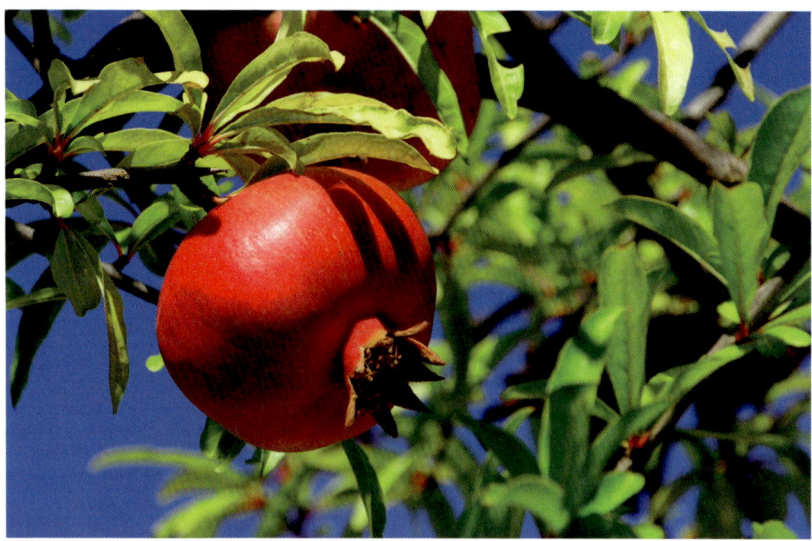

Granatapfel – das klingt nach Paradies und Verlockung, orientalischen Düften und exotischem Aroma. Manche Forscher sehen im Granatapfelbaum den „Baum des Lebens", der im Garten Eden die Unsterblichkeit verleiht. Der Granatapfel spielt im Alten Testament eine große Rolle und ist dort das Sinnbild für die Lebensfülle der Natur. Im Orient bedeutet der Granatapfel schlicht „die Frucht des Paradieses".

Seine zarten Blüten gelten als Symbol der Liebe, seine prallen Fruchtkammern mit dem saftigen, roten Fruchtfleisch verkörpern Sinnlichkeit, Fruchtbarkeit und vitale Kraft. Die Götter der Griechen zählten Granatäpfel zu ihrer Lieblingsspeise. Im Christentum wurde der Granatapfel zum Symbol für die Reinheit.

Ab dem Mittelalter ist er als Reichsapfel ein Symbol der Herrschertugend. Er schmückt auch das Wappen von Ärzteschaften in ganz Europa. In der mittelalterlichen Alchemie galt der Granatapfel als lebensverlängernde Frucht. Für die Vertreter der altchinesischen Medizin war der rötliche Saft die „konzentrierte Seele" und brachte Langlebigkeit.

Heilfrucht seit Jahrtausenden

Der Baum wächst in wärmeren Gefilden. Italien, Spanien, Portugal und die Türkei sind bekannte Anbaugebiete. In der Volksmedizin werden alle Bestandteile, von den Früchten, Wurzeln über die Schale bis zu den Kernen, zur Behandlung von Krankheiten, Infektionen, Wunden und Entzündungen genutzt. Im Ayurveda wird der Granatapfel wegen seiner kühlenden, antientzündlichen Wirkung geschätzt. Seit ungefähr 15 Jahren interessiert sich die moderne Wissenschaft für die Superfrucht. Die vielfältigen positiven Wirkungen werden hauptsächlich den Polyphenolen zugeschrieben, die als die „Vitamine des 21. Jahrhunderts" gelten.

Polyphenole lassen Krebszellen verhungern

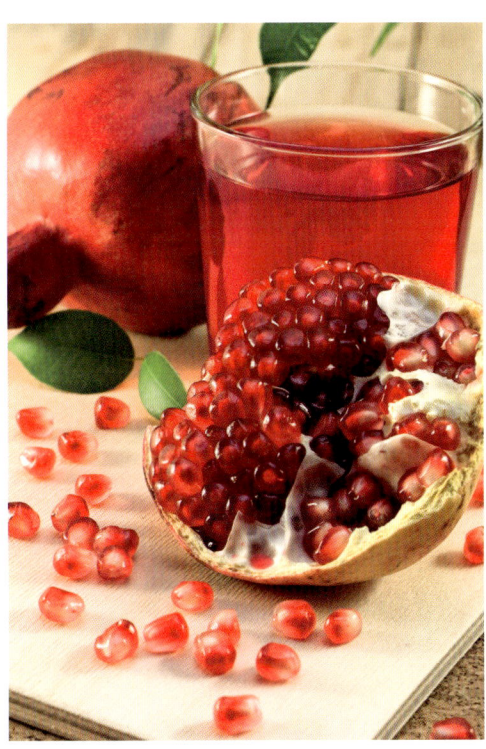

Im Saft des Granatapfels stecken etwa 20 verschiedene Polyphenole. Dazu gehören: Ellagsäure, Flavonoide, Anthocyane, Katechine, Rutin und Quercetin. Polyphenole unterbinden das Tumor-Wachstum und lassen entartete Zellen regelrecht verhungern. Damit sich aus einzelnen Krebszellen ein handfester Tumor entwickeln kann, muss deren Ernährung sichergestellt werden. Dazu bauen Krebszellen Blutgefäße auf. Nur so kann ein Tumor mit Nährstoffen versorgt werden. Diesen Vorgang nennt man Tumor-Angiogenese (griech. angio = Gefäß, genese = Entstehung). Wird dieser Prozess allerdings unterbunden, kann ein Tumor nicht wachsen. Daher sind Substanzen wie Polyphenole, die die Angiogenese verhindern, von größtem medizinischen Interesse.

Lebensmittel, die viele Polyphenole enthalten, sollten wir folglich immer wieder in unseren Speiseplan einbauen. Dazu gehören: Beerenfrüchte, dunkle Säfte wie Trauben- oder Granatapfelsaft, Rotwein, Grüntee, Kakao und Kurkuma. Auch Omega-3-Fettsäuren unterbinden die Angiogenese. Sowohl in der Prävention (Vorsorge), als auch in der Therapie sind diese Lebensmittel äußerst nützlich. Dem Granatapfel sollte man aufgrund seiner Vielfalt an Polyphenolen und weiteren Schutzstoffen wie Vitaminen, Mineralstoffen und Spurenelementen besonders viel Beachtung schenken.

Die Wirkung von Granatapfelsaft bei verschiedenen Krebsarten ist durch mehrere Studien bestätigt. Vor allem Prostata- und Brustkrebs werden in diesem Zusammenhang immer wieder genannt. Aber auch bei anderen Krebsarten wie Lungen-, Darm- und Hautkrebs sowie Leukämie ist der Granatapfel gesundheitsfördernd.

Antioxidantien verlangsamen Zellalterung

Polyphenole wirken zugleich auch stark antioxidativ. Antioxidantien haben für unseren Körper eine große Bedeutung aufgrund ihrer Eigenschaft als Radikalfänger. Sie schützen den Körper vor freien Radikalen, indem sie diese unschädlich machen. Freie Radikale verursachen oxidativen Stress, der mitverantwortlich für den Alterungsprozess und an der Entstehung einer Reihe von Krankheiten wie Krebs, Diabetes und Alzheimer beteiligt ist.

Granatapfelsaft übertraf in sieben Testverfahren bei weitem die bisher potentesten Antioxidantien wie Rotwein, Blaubeersaft, Acai- und Cranberrysaft. Er hat die drei bis vierfache antioxidative Kapazität von Rotwein oder Grüntee. Die Granatapfel-Polyphenole können aber oxidativen Stress nicht nur reduzieren, sondern stärken vor allem auch die körpereigenen Schutzsysteme.

Granatapfel schützt Herz und Gefäße

In der westlichen Welt stehen Herz-Kreislauferkrankungen an erster Stelle der Todesursachen. Die Polyphenole des Granatapfels tragen zum Schutz von Herz und Gefäßen bei. Eine Doppelblind-Studie, die im renommierten American Journal of Cardiology veröffentlicht wurde, zeigte, dass Granatapfelsaft bei Patienten mit Koronarer Herzkrankheit (KHK) die Durchblutung des Herzmuskels signifikant verbesserte und die Häufigkeit von Brustschmerzen (Angina-Pectoris-Anfälle) halbierte.

Besonders bei Fettstoffwechselstörungen und gesteigertem oxidativen Stress helfen Granatapfel-Polyphenole Gefäßerkrankungen entgegenzuwirken. „Der Mensch ist so alt, wie seine Gefäße", heißt es in der Naturheilkunde. In der 18-monatigen Doppelblind-Studie mit 291 Patienten konnte die Fortschreitung der Gefäßwandverdickung in der Halsschlagader bei Patienten mit erhöhten Triglyzerid- und Cholesterinwerten im Vergleich zur Kontrollgruppe deutlich verringert werden.

Auch im fortgeschrittenen Stadium der Arteriosklerose konnte Granatapfelsaft helfen: Bei Patienten mit verengter Halsschlagader bildeten sich Gefäßverkalkungen um 30 % zurück, während diese in der Vergleichsgruppe zunahmen. Der Bluthochdruck wurde gesenkt, die Verklumpung von Blutplättchen (Thrombozytenaggregation) vermindert, was bekanntlich der Blutgerinnselbildung entgegenwirkt.

Der regelmäßige Genuss von Granatapfelsaft kann demnach ein guter Schutz vor Arteriosklerose, Bluthochdruck, Thrombosen, Herzinfarkt und Schlaganfällen sein.

Gut für das Gehirn

Die antientzündlichen, antioxidativen Effekte des Granatapfels wirken sich auch günstig auf die Gehirnfunktion aus. Gerade im Gehirn sind Entzündungen besonders schädlich. Dort fördern entsprechende Prozesse die Entstehung von Alzheimer-Demenz. In einer Studie konnten drei Portionen polyphenolreiche Obst- und Gemüsesäfte pro Woche das Risiko für eine Alzheimer-Demenz um 75 Prozent reduzieren.

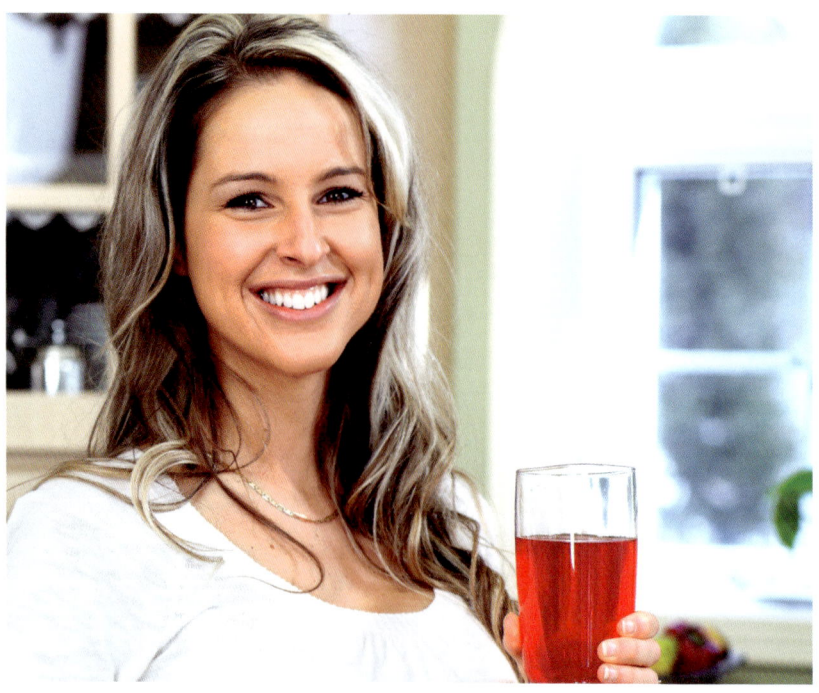

Als Ursachen der Alzheimer-Demenz gelten genetische Veranlagung, gesteigerter oxidativer Stress, Entzündungsprozesse, Funktionseinschränkungen der Zellkraftwerke (Mitochondrien) sowie die Anhäufung von defekten Eiweißen.

Eine Untersuchung an Mäusen zeigte, dass durch die Gabe von Granatapfel-Polyphenolen die Anhäufung der defekten Eiweißbausteine im Gehirn um 50 Prozent reduziert und die geistigen und motorischen Funktionen verbessert werden konnten.

In zahlreichen Studien wurde nachgewiesen, dass Granatapfel-Polyphenole die Aktivierung des zentralen Entzündungsbotenstoffes NF-kappaB hemmen. NF-kappaB spielt nach neuen Erkenntnissen bei Entzündungsprozessen, im Krebsgeschehen, bei Autoimmunerkrankungen wie Multipler Sklerose und der Entwicklung von Abbauprozessen im Gehirn, wie Alzheimer und Parkinson, eine wichtige Rolle.

Granatapfel kann vor Diabetes bewahren

Granatapfel-Polyphenole verbessern auch die Insulin-Empfindlichkeit der Zellen. Insulin ist ein Hormon, das den Blutzucker reguliert, indem es die Aufnahme von Zucker in die Zellen bewirkt. Eine eingeschränkte Empfindlichkeit der Zellen gegenüber Insulin führt zur Insulinresistenz sowie erhöhten Blutzuckerwerten und schließlich zur Entwicklung von Diabetes.

Zuletzt noch eine weitere gute Nachricht: Granatapfelsaft schmeckt angenehm fruchtig herb. Wer es gerne etwas süßer mag, kann die Paradiesfrucht mit anderen Säften mischen. Qualität ist natürlich wichtig. Von einem rot gefärbten Zuckerwasser wie beim Grenadin-Sirup, darf man keinen positiven Effekt erwarten. Ideal ist 100%iger Direktsaft für die Gesundheitsvorsorge.

„Der Granatapfel ist eine echte Powerfrucht. Immer mehr seiner vielseitigen Heilwirkungen werden entdeckt. Von den vielen gesundheitsfördernden Eigenschaften kann man durch den Genuss von Säften und Elixieren profitieren."

Dr. Michaela Döll

Resveratrol hält jung und gesund

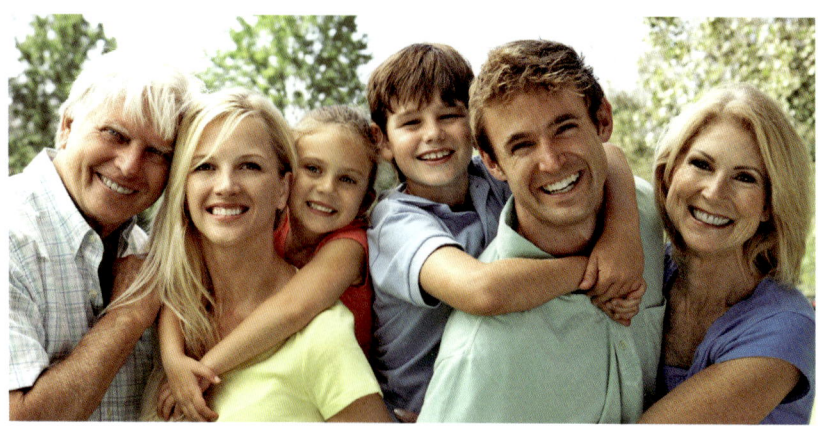

Heilpflanzen, Beeren, Grüntee, Kakao und einem Glas Rotwein am Tag werden viele positive Eigenschaften zugeschrieben. Dies liegt primär an den Polyphenolen. Sie werden auch „die Vitamine des 21. Jahrhunderts" genannt. Längst haben Studien nachgewiesen, dass die Polyphenole, die in vielen Pflanzen vorkommen, die Menschen länger jung halten, Entzündungen im Körper bekämpfen und sogar gegen Diabetes wirken. Darüber hinaus können diese sekundären Pflanzenstoffe auch Krebszellen in Schach halten.

Resveratrol zieht wie kaum eine andere Substanz in den vergangenen Jahren große Aufmerksamkeit auf sich. Und zwar sowohl von Ernährungsexperten als auch von Seiten der Forschung. Die medizinische Datenbank Pubmed. gov zählt bislang mehr als 8.000 wissenschaftliche Publikationen, die sich mit Resveratrol und dessen Wirkung beschäftigen. Täglich kommen neue dazu.

Resveratrol gehört zur großen Gruppe der sogenannten Polyphenole. Sie sind in verschiedenen Pflanzen zu finden, wobei der japanische Knöterich Polygonum cuspidatum und der Weinstock die wichtigsten Quellen darstellen. Die Produktion von Resveratrol in Wurzeln, Blättern, Stielen, Rinde und Schale wird hauptsächlich durch UV-Strahlen angeregt. „Die Pflanzen bilden diesen bitter schmeckenden Wirkstoff, um Fressfeinde abzuhalten und sich gegen Pilz-, Bakterien- und Virusinfektionen sowie vor schädlichen Umwelteinflüssen wie UV-Strahlung oder Ozonbelastung zu schützen", erklärt Dr. Stefan Siebrecht, Biochemiker und Buchautor aus Schwelm.

Früher waren Polyphenole in vielen Pflanzen, von denen sich der Mensch ernährt, in hoher Konzentration enthalten, heute finden sich nur noch Spuren davon. So nehmen wir mittlerweile etwa 90 Prozent weniger Polyphenole auf als noch vor 100 Jahren. Schuld daran sind der Einsatz von Pestiziden sowie die modernen Züchtungen, aus denen ganz gezielt die bitter schmeckenden Substanzen herausgezüchtet wurden. Die sekundären Pflanzenstoffe galten lange als unwichtig. Inzwischen weiß man, dass sie eine Fülle an positiven Wirkungen auf den menschlichen Organismus haben, die sie auch für die Medizin interessant machen. Sie schützen die Pflanzen und in gleicher Weise auch die Gesundheit des Menschen.

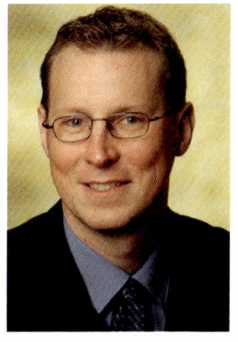

Dr. Stefan Siebrecht

„Zu erst einmal wirken Polyphenole wie Resveratrol gegen freie Radikale", sagt Dr. Siebrecht. Aber sie als reine Antioxidantien zu sehen, wird den Polyphenolen nicht gerecht. Neben ihrer direkten antioxidativen Wirkung auf Radikale stimulieren Polyphenole auch unsere körpereigenen antioxidativen Enzymsysteme. Von besonderer Bedeutung für den Gefäßschutz beim Menschen ist auch die Fähigkeit des Resveratrols, die Oxidation der Blutfette (Lipidoxidation), genauer gesagt die des LDL-Cholesterins, zu verhindern.

Oxidiertes LDL ist extrem gefährlich, lagert sich besonders rasch in die Gefäßwände ein und verursacht Arteriosklerose mit schlimmen Folgen wie Durchblutungsstörungen, Thrombosen bis hin zum Herzinfarkt. Dies wird durch Resveratrol verhindert, wie man aus der Forschung weiß. Das heißt, so der 50-jährige Biochemiker: „Resveratrol hält unsere Blutgefäße stabil und verlangsamt damit zugleich den Alterungsprozess – und zwar im ganzen Körper, auch im Herzen."

Resveratrol - ein Anti-Aging-Mittel

In Japan und Indien wird der japanische Knöterich, auch falscher Bambus genannt, seit Jahrtausenden bei Erkrankungen von Herz und Blutgefäßen eingesetzt. Die antioxidative Wirkung ist allerdings nicht nur für den Gefäßschutz, sondern auch für das Gehirn als besonders lipidreiches Organ wichtig. Neue Studien legen den Verdacht nahe, dass Resveratrol somit auch ein Schutz gegen Alzheimer-Demenz sein könnte. Für Wissenschaftler und Anti-Aging-Mediziner werden Polyphenole wie Resveratrol folglich mehr und mehr zu einer Schlüsselsubstanz für gesundes Altern.

In diesem Zusammenhang muss auch erwähnt werden, dass Resveratrol eine Gruppe von Proteinen, die sogenannten Sirtuine, aktiviert. Sie verlängern die Lebensdauer der Zellen, in dem sie ihnen die nötige Zeit geben, um Schädigungen am Erbgut aufgrund von Alterungsprozessen zu reparieren. Im Laborversuch hat sich dabei folgendes gezeigt: Die Lebensdauer von einfachen, einzelligen Organismen wie Hefe in einer Nährlösung erhöht sich um 80 Prozent, wenn man ihr Resveratrol zufügt. Während Hefepilze in der Regel 19 Generationen lang leben, erhöht sich ihre Lebenserwartung nach Zugabe dieser Substanz auf 38 Generationen. Ähnliche Beobachtungen haben Forscher bei komplexeren Organismen gemacht. Resveratrol aktiviert demnach verschiedene Reperaturmechanismen in der Zelle und verlängert so ihre Lebensdauer.

Resveratrol hält Entzündungen und Krebszellen in Schach

Neben der bereits erwähnten oxidativen Belastung wird seit einigen Jahren ein weiterer entscheidender Faktor für beschleunigt ablaufende Alterungsprozesse diskutiert: die chronische und stille Entzündung. Bei einer derartigen Entzündung beginnen sich die Zellmembranen und Körperstrukturen langsam aufzulösen. Wir kennen das zum Beispiel bei einer akuten Entzündung der Haut, wo sich Wunden oft feucht ziehen, zu eitern beginnen und sich dann Schäden entwickeln. „Je mehr Entzündungen wir im Körper haben, umso mehr Gewebe wird ständig beschädigt und muss repariert werden", erläutert Dr. Siebrecht. Rauchen, übermäßiger Fleischkonsum oder schlechte Fette wie Transfettsäuren begünstigen chronische Entzündungen und können auf Dauer zu verschiedenen gesundheitlichen Problemen wie etwa Herz-Kreislauf-Erkrankungen führen. Da die oxidative Belastung des menschlichen Organismus durch freie Radikale seit Langem als karzinogener Faktor bekannt ist, gehen immer mehr Forscher davon aus, dass Resveratrol auch Krebszellen in Schach halten kann. Während der Pflanzenstoff in Zellkulturen und im Tierversuch überzeugende Ergebnisse gezeigt hat, stehen Humanstudien erst am Anfang.

„In den USA etwa ist es momentan eine weit verbreitete Methode, Krebserkrankungen mit hochdosiertem Resveratrol zu behandeln", erzählt Dr. Siebrecht. Denn der Vorteil ist, dass Polyphenole keine Nebenwirkungen haben. Der Biochemiker steht dieser Behandlungsmethode allerdings skeptisch gegenüber. „Viel hilft viel, stimmt nicht immer." Seiner Meinung nach ist es besser, regelmäßig vorbeugend Polyphenole zu sich zu nehmen. Und zwar möglichst immer eine Mischung aus vielen verschiedenen Polyphenolen, denn jedes wirkt anders und Pflanzen enthalten Tausende verschiedene von diesen Schutzsubstanzen. Man kann solche Polyphenol-Mischungen auch als Nahrungsergänzungsmittel zu sich nehmen. Dies ersetzen aber nicht eine ausgewogene Ernährung mit viel frischem Obst und Gemüse.

Tipps für eine polyphenolhaltige Ernährung

In den Morgen mit einer Tasse Grüntee starten. Auch ein grüner Smoothie, am besten mit Wildkräutern angereichert, enthält viele von diesen sekundären Pflanzenstoffen.

Mittags reichlich Gemüse und/oder Salat essen. Zum Nachtisch ein Stück Zartbitterschokolade.

Als Zwischenmahlzeit sind sämtliche Beeren eine reichhaltige Quelle, ob frisch geerntet, tief gefroren oder getrocknet. Auch alte Apfelsorten enthalten Polyphenole.

Am Abend mal ein Quark mit Leinöl und frischen Kräutern aufs Brot. Eine Alternative ist auch eine Gemüsepfanne mit Zutaten je nach Saison. Dazu ein Glas Rotwein (keine ganze Flasche!).

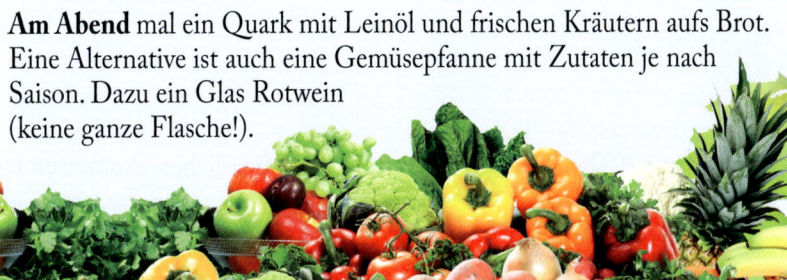

Die Wissenschaftler Matthew Sajish und Paul Schimmel am Scripps Research Institute in La Jolla, Kalifornien, haben in einer Studie bewiesen, dass Resveratrol das Krebsrisiko senkt. Der Grund? Reseveratrol wirkt wie Tyrosin, eine natürliche Aminosäure, die sich an Enzyme bindet. Ein solches Enzym, das TyrRS, wird aktiviert, wenn Resveratrol daran andockt und dazu veranlasst zum Zellkern zu wandern. Dort hilft es, die DNS der Chromosomen vor Schäden und Mutationen zu bewahren. Und dieser Schutz, so Sajish und Schimmel, wirke wiederum vorbeugend gegen Krebszellen.

Hilft auch bei Diabetes

Doch damit nicht genug. Resveratrol werden laut Studien noch weitere positive Effekte für den menschlichen Organismus zugeschrieben. „So kann diese Substanz auch antidiabetisch wirken", sagt Dr. Siebrecht. Erstens werden die Insulin produzierenden Beta-Zellen der Bauchspeicheldrüse geschützt. So bewahrt das Resveratrol einerseits die Beta-Zellen vor der Schädigung durch aggressive freie Radikale, andererseits sorgt es dafür, die Insulinausschüttung zu normalisieren. Das wiederum führt zu einer Erholung der Beta-Zellen. Zweitens wird die Blutzuckerkonzentration durch Resveratrol direkt gesenkt. Offensichtlich ruft der Wirkstoff selbst die Aufnahme des Blutzuckers in die Zellen hervor. Dabei scheint es die Aktivität des sogenannten GLUT-4-Transporters zu erhöhen. Dieses Protein ist für den Import des Blutzuckers in die Zelle zuständig. Resveratrol stimuliert hierbei die Zellmechanismen. Mit der Folge, dass die Beta-Zellen ebenfalls entlastet werden. Und drittens verstärkt Resveratrol die Wirkung des Insulins. Das bedeutet, dass der Körper weniger Insulin produzieren muss und somit die Bauchspeicheldrüse geschont wird.

Da es unzählig viele verschiedene Polyphenole gibt, empfiehlt Biochemiker Dr. Stefan Siebrecht sich bei Nahrungsergänzungmitteln nicht nur auf die Einnahme von reinem Resveratrol allein zu beschränken. Deshalb ist zum Beispiel das Mittel „Resveratrol Plus" mit Granatapfelkernextrakt angereichert, das wiederum viele andere wichtige Polyphenole enthält. In dieser Kombination sind die sekundären Pflanzenstoffe sogar besonders wirksam. Darüber hinaus enthalten auch OPC, Grüntee und Augenfutter weitere Polyphenole. „Am besten wechselt man immer wieder ab", sagt Dr. Siebrecht.

Abgesehen davon sollte man sich möglichst gesund ernähren - mit viel Obst und Gemüse, am besten aus Bioanbau, da Bioprodukte sich durch einen höheren Gehalt an Polyphenolen auszeichnen.

„Krebszellen mögen keine Himbeeren"

So lautet der Titel eines Buches, das die Ärzte und international anerkannten Krebsforscher Richard Béliveau und Denis Gingras aus Kanada geschrieben haben. In dem Band, erschienen im Kösel-Verlag, geht es um Nahrungsmittel gegen Krebs. Ein ganzes Kapitel ist dort auch den Beeren gewidmet.

„Unter allen phytochemischen Wirkstoffen, die in Beeren enthalten sind, ist die Ellagsäure wohl der Bestandteil mit der größten krebshemmenden Wirkung", schreiben die beiden Autoren. Dieses Molekül ist ein Polyphenol und findet sich vor allem im Granatapfel, in Himbeeren, Erdbeeren sowie in manchen Nüssen wie Hasel- und Pekanüsse. Die Wirkung der Ellagsäure gegen Krebs wurde laut Béliveau und Gingras sowohl an im Labor kultivierten Krebszellen untersucht, als auch an Versuchstieren, die krebserregenden Substanzen ausgesetzt worden waren. Das Ergebnis: Erdbeer- und Himbeerextrakt können das Wachstum von Tumorzellen stören. Und diese Wirkung hänge direkt vom Polyphenolgehalt der Früchte ab.

Derzeitige Erkenntnisse deuten darauf hin, dass die Ellagsäure die Aktivierung krebserregender Substanzen als Zellgifte verhindert. Dadurch verlieren sie ihre Fähigkeit, Mutationen in Gang zu setzen, die Krebs auslösen können.

Salatöl als Heilmittel?

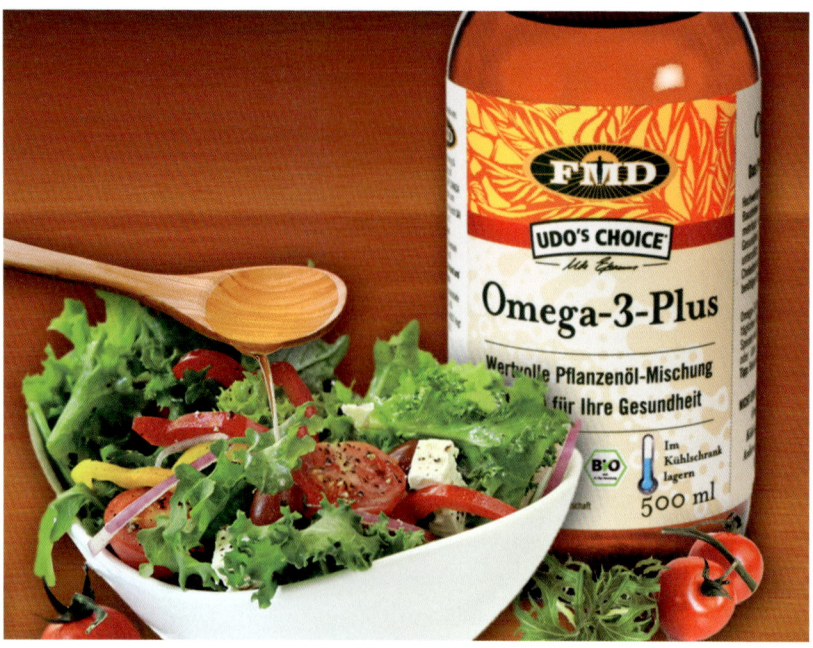

Fett wird im Allgemeinen als Dickmacher angesehen. Daher meiden vor allem Übergewichtige Fett wie der Teufel das Weihwasser. Völlig zu Unrecht!

Die Praxis zeigt, dass man mit den richtigen Fetten sogar abnehmen kann. Vor Kurzem erst habe ich von einer Frau erfahren, die 15 Kilo verloren hat, einzig und allein durch einen Ölwechsel. Sie hat einfach alle schlechten Fette aus ihrer Küche verbannt und dafür gute, naturbelassene, Omega-3(Ω-3)-Öle verwendet.

Jeder Mensch braucht Fett als Bausubstanz für die Zellen. Gehirn- und Nervenzellen bestehen sogar zu einem hohen Anteil aus Fett.

Auch für die Hormonproduktion und für den Energiestoffwechsel brauchen wir Fette. Unsere Haut benötigt ebenfalls Fett, um die Feuchtigkeit zu speichern. Unsere Gelenke werden durch die fetthaltige Gelenkschmiere geschont.

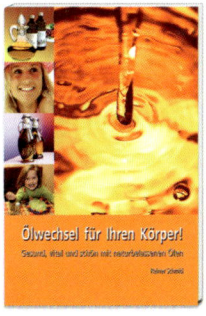

Doch Vorsicht! Fett ist nicht gleich Fett und die Qualität Ihrer Öle ist mitentscheidend für die Qualität Ihrer Gesundheit.

Dieses Thema ist so wichtig, dass ich darüber ein eigenes Buch geschrieben habe.

Hier die wichtigsten Aussagen des Buches:

1. Man unterscheidet gesättigte und ungesättigte Fette. Unser Körper benötigt beide.

2. Nur die gesättigten Fette wie Butter, Kokosöl, Erdnussöl und rotes Palmfett eignen sich zum Erhitzen.

3. Immer wenn ungesättigte Fette direkt erhitzt werden, wird Ihre Küche zu einer Giftküche. Es entstehen gefährliche Transfettsäuren. Diese können alle möglichen Erkrankungen verursachen bis hin zu Krebs. Frau Dr. Budwig sah nach jahrzehntelanger Forschung in den falschen Fetten sogar die Hauptursachen für Krebs.

4. Ungesättigte Fette sind z. B. enthalten in: Lein-, Hanf-, Sesam-, Distel-, Raps- und Sonnenblumenöl. Gerade die beiden letzten werden in deutschen Küchen häufig zum Anbraten verwendet. Tun Sie das bitte nicht! Auch wenn manche Nichtwissende Rapsöl zum Braten empfehlen. Es ist denkbar ungeeignet, da es zirka 10 % Ω-3-Fette enthält. Diese werden toxisch, wenn sie erhitzt werden.

5. Es gibt zwei Arten von Fettsäuren, die unser Körper nicht selbst herstellen kann. Sie werden auch „essentielle Fettsäuren" genannt. Es sind Ω-3 und Ω-6, die wir mit unserer Nahrung zuführen müssen.

6. Das Verhältnis von Ω-3 zu Ω-6 muss stimmen. Wir nehmen heute im Allgemeinen viel zu viel Ω-6 und viel zu wenig Ω-3-Öle zu uns. Wenn wir gehärtete Fette, Transfettsäuren und zu viel Ω-6-Öle konsumieren, steigt das Risiko für Krankheiten. Wenn wir den Ω-3-Fetten einen Vorzug geben, dann hat dies einen positiven, heilsamen Effekt. Die nachfolgende Tabelle verdeutlicht dies.

Gesättigte Fettsäuren im Übermaß und Transfettsäuren	Omega-3- und Omega-6-Fettsäuren im richtigen Verhältnis
Erhöhen den Blutdruck	Senken den Blutdruck
Verstopfen die Arterien	Halten die Arterien frei von Ablagerungen
Verursachen Arteriosklerose	Verhindern und mildern Arteriosklerose
Fördern Fettleibigkeit	Helfen bei der Fettverbrennung
Fördern die Entstehung von Krebs	Verhindern Krebs und helfen Krebs zu heilen
Fördern Entzündungen	Vermindern Entzündungen
Verschlechtern die Gehirnfunktion	Verbessern die Gehirnfunktion
Beeinträchtigen das Sehvermögen	Verbessern das Sehvermögen
Verfetten die Leber	Verhindern Leberverfettung
Schaden der Nierenfunktion	Verbessern die Nierenfunktion
Fördern die Neigung zu Allergien	Mildern Allergien
Können Depressionen verursachen	Mildern Depressionen
Beeinträchtigen die Funktion von Zellen und Organen	Verbessern die Funktionen von Zellen und Organen
Erhöhen das Risiko von Herzinfarkt und Schlaganfall	Schützen vor Herzinfarkt und Schlaganfall
Fördern die Insulinresistenz und somit Diabetes	Vermindern die Insulinresistenz
Können Mutationen und Zellveränderungen verursachen	Schützen unsere DNS vor Mutationen
Erhöhen den Cholesterin- und Triglyceridspiegel	Senken den Cholesterin- und Triglyceridspiegel
Beeinträchtigen das Immunsystem	Haben einen positiven Einfluss auf das Immunsystem
Beeinträchtigen die Fortpflanzungsfunktion	Verbessern die Spermabildung und die Fruchtbarkeit

So erkennen Sie Qualität

Minderwertige Öle sind in der Regel geschmacksneutral, geruchlos und nicht farbintensiv. Dies kommt durch die massive Verarbeitung und Behandlung mit allen möglichen Chemikalien. Auch sehr hohe Temperaturen kommen zum Einsatz. Selbst wenn auf der Flasche „kaltgepresst" steht, kann es sein, dass das Öl nach dem Pressen auf über 200° C erhitzt wurde. Leider hat der Gesetzgeber hier viele Lücken gelassen.

Keinesfalls sollten Sie Öle in Plastikflaschen kaufen, denn es besteht die Gefahr, dass Chemikalien in das Öl wandern. Ein gutes Öl schmeckt nach den Saaten, aus denen es gepresst wurde. Meist ist dies ein kerniger, nussiger Geschmack.

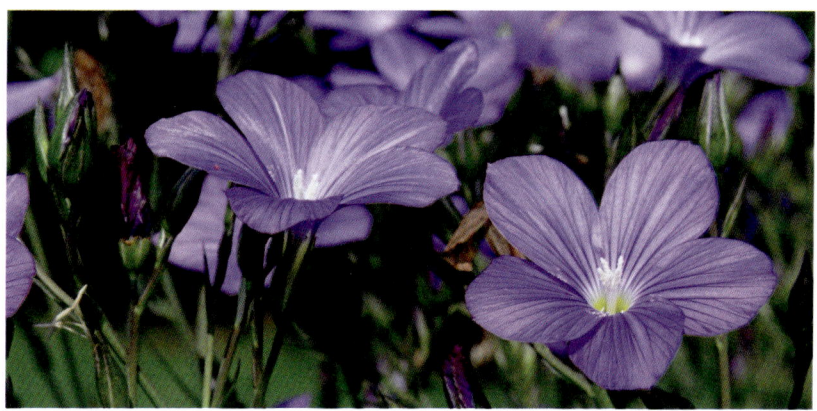

Leinöl darf auf keinen Fall sehr bitter schmecken. Zwar sind in der Leinsaat Bitterstoffe enthalten, doch wenn man es am liebsten gleich wieder ausspucken möchte, dann sollte man das auch tun!

Leinöl hat den höchsten Gehalt an Ω-3-Fetten. Diese sind zwar sehr wichtig, oxidieren aber leicht. Oxidierte Öle schaden unserer Gesundheit.

Ω-3-Fette sind empfindlich gegen Licht, Sauerstoff und Wärme. Deshalb gehören sie in den Kühlschrank. Lebensmittelhändler und Reformhäuser, die Ω-3-Fette, vor allem das wertvolle Leinöl, nicht im Kühlregal lagern, handeln grob fahrlässig. Sie als Verbraucher sollten so ein Öl auf keinen Fall kaufen.

Öle für die Gesundheit und nicht für die Haltbarkeit

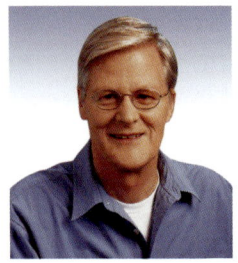

Dr. Udo Erasmus

Die qualitativ besten Öle, die ich kenne, sind jene von Dr. Udo Erasmus.

Der deutschstämmige Kanadier gilt weltweit als Koryphäe im Bereich der Fettforschung. Gute, naturbelassene Omega-3-Öle haben nur eine begrenzte Haltbarkeitsdauer.

Hier hat der Lebensmittelhandel ein Problem. Sie favorisieren Produkte, die mindestens zwei Jahre lang haltbar sein sollten.

Gute Öle, die reich an den wertvollen Omega-3-Fetten sind, können unmöglich so lange haltbar sein. Udo Erasmus hat diesen Interessenskonflikt schon vor über 10 Jahren erkannt. „Selbst ist der Mann", dachte er sich und so wurde sein Motto geboren:

„Ich mache Öle für die Gesundheit
und nicht für die Haltbarkeit"
Dr. Udo Erasmus

Als seriösen Partner mit einem hohen Qualitätsanspruch hat er die Firma Flora gefunden. Flora existiert in Kanada schon seit mehr als 40 Jahren und ist dort der größte Hersteller von Gesundheitsprodukten. Der Firmeninhaber stammt übrigens aus Bayern. Flor·Essence, der indianische Kräutertee wird nebenbei bemerkt auch von Flora produziert.

Wegen der relativ kurzen Haltbarkeitsdauer findet man hierzulande die Öle von Dr. Erasmus kaum in Bioläden und Reformhäusern. Dort muss man erst einmal begreifen, dass ein gutes Öl lichtgeschützt und bei Kühlschranktemperatur gelagert werden muss. In Kanada ist es in den Gesundheitsläden das meistverkaufte Öl. Dort wurde es auch schon mehrfach als beste Quelle für Omega-3-Fette ausgezeichnet. Bei uns bekommt man das Öl, das sich mittlerweile einer weltweiten Beliebtheit erfreut, unter dem Namen *„Omega-3-Plus"*.

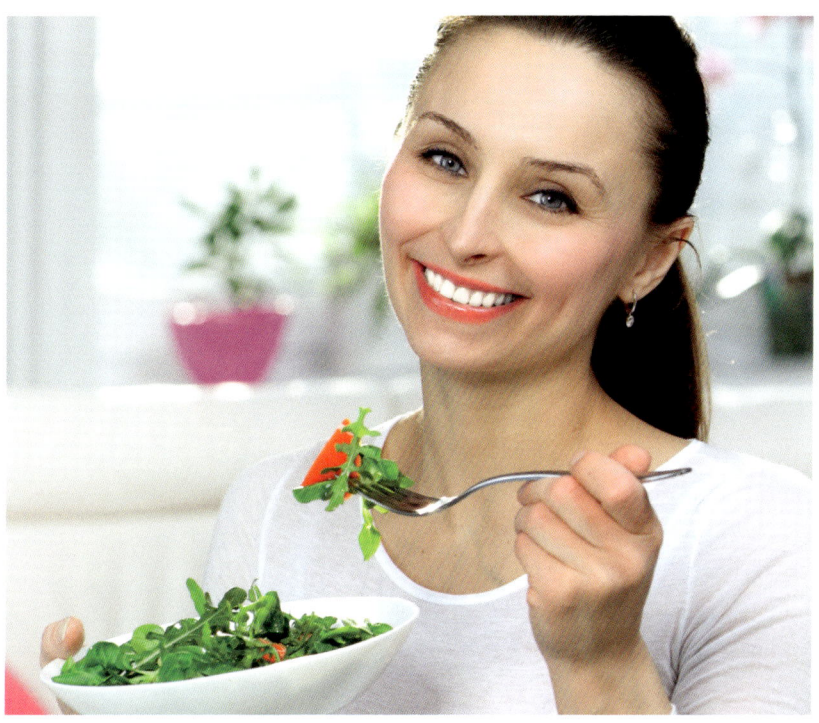

Der Hauptbestandteil ist Leinöl. Sonnenblumen-, Sesam-, Nachtkerzen-, Kokos- und Keimöle machen es von der Fettsäurenzusammensetzung zu einer perfekten Mischung.

Durch einen recht hohen Anteil an Vitamin E ist es immerhin einige Monate haltbar.

Vitamin E bewahrt die ungesättigten Fette vor der gefährlichen Oxidation und vor dem ranzig werden. Es schützt aber auch die Fettstrukturen in unserem Körper. Dies ist besonders für unser Gehirn wichtig, denn es besteht in seiner festen Substanz zu 60 % aus Fett. Man weiß seit vielen Jahren, dass freie Radikale, und die damit verbundene Oxidation, ein Hauptgrund für die Entstehung von Alzheimer und Demenz ist.

Vitamin E ist somit eines der wichtigsten Anti-Aging-Vitamine.

Zellregeneration mit Energie

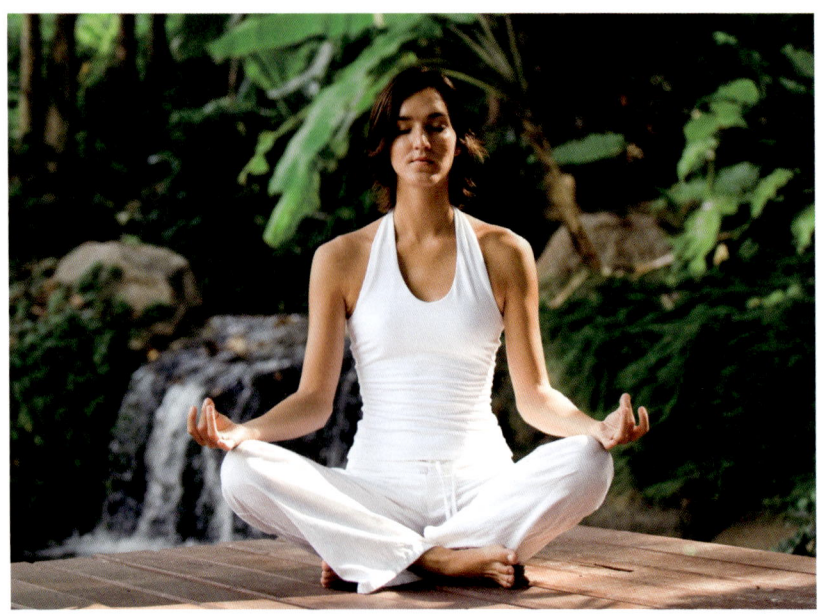

Unsere Zellen benötigen Nähr- und Vitalstoffe aus der Nahrung. Sie brauchen aber ebenso Energie und Information. Zellen sind im Prinzip kleine Batterien. Man kann sogar deren Spannung messen.

Ist die Zelle gesund, hat sie ein Membranpotential von -70 bis -90 Millivolt. Kranke Zellen weisen lediglich eine Spannung von um die -20 Millivolt auf. Zur Aufrechterhaltung der Zellspannung dienen in erster Linie die Mineralstoffe Kalium und Natrium sowie Fettsäuren.

Energie in Ihren 70 Billionen Körperzellen - dieses Thema wird von der Medizinindustrie und den Medien totgeschwiegen. In Asien weiß jedes Kind, wie wichtig Energie für unsere Gesundheit ist. Akupunktur dient einzig und allein dem freien Energiefluss in unseren Zellen. Sicher haben sie auch schon Bilder von Asiaten gesehen, die morgens vor der Arbeit in Parks ihre Qi Gong-Übungen praktizieren.

Die Körperenergie ist auch wichtig für die Versorgung der Organe. Nach der Lehre der traditionellen chinesischen Medizin fließt sie in Energieleitbahnen, den sogenannten Meridianen.

Akupunktur, Qi Gong, Tai Chi und Yoga sind hervorragende Methoden, um die Körperenergie in Harmonie zu bringen. Doch sind wir doch mal ehrlich! Wer von uns hat schon Zeit, ein bis zwei Stunden am Tag regelmäßig Übungen zu machen? Die speziellen Qi Gong-Übungen, die erfolgreich gegen Krebs eingesetzt werden, sollte man mindestens fünf Stunden am Tag praktizieren.

Heilen mit Frequenzen

Seit vielen Jahren gibt es medizinische Geräte, deren Funktion auf Frequenz-Technologie beruhen. Teilweise werden diese mit Strom betrieben, teilweise mit Batterien. Fast jeder naturheilkundlich orientierte Arzt- oder Heilpraktiker arbeitet mit solchen Geräten. Magnetfeldtherapie, Bioresonanzgeräte, Frequenzgeneratoren, Radionikgeräte – es gibt die unterschiedlichsten Modelle und nicht selten kostet so ein Gerät über 20.000,- Euro.

Ein Elektroingenieur hat vor einigen Jahren ein solches Gerät für den Hausgebrauch entwickelt. Es ist einfach in der Anwendung, frei von Nebenwirkungen und batteriebetrieben – d. h. frei von Elektrosmog.

Das Gerät ist bezahlbar und die Heilerfolge sind geradezu sensationell. Es gibt zwei Gerätetypen: den Power QuickZap und die sogenannte Power Tube, die noch schneller und intensiver wirkt.

Etliche Zeitschriften haben bereits über diese außergewöhnliche Methode der Zellregeneration berichtet. Am besten finde ich den Artikel, der in einem Schweizer Magazin veröffentlicht wurde. Diesen möchte ich Ihnen nicht vorenthalten. Im Anschluss werde ich über meine eigenen Erfahrungen mit dem Gerät berichten.

Power Tube - die Gesundheitsrevolution
Bericht aus ZeitenSchrift Nr. 54/07

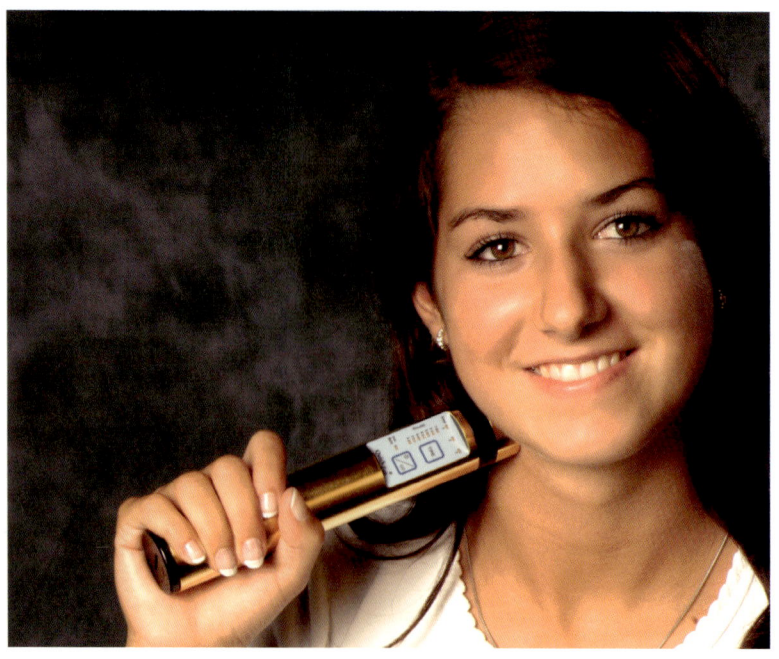

„Die Mikrobe ist nichts, der Nährboden ist alles." Diese alte medizinische Weisheit war niemals aktueller als heute. Schädliche Umwelteinflüsse machen es unserem Körper zunehmend schwerer, jener ideale Nährboden zu sein, den wir für unsere Gesundheit brauchen. Ein Schweizer hat vor wenigen Jahren ein Gerät erfunden, welches dieses ideale Körpermilieu in Minutenschnelle wiederherzustellen vermag, indem es die Wassermoleküle im Körper ausrichtet.

Die Schweizerin Marianne Z. wird den 16. November 2005 nicht vergessen, jenen Tag, an dem sie im Krankenhaus unters Messer kommen sollte. Drei Wochen zuvor hatte ein Magen-Darm-Spezialist in ihrem Dickdarm ein Karzinoid entdeckt, den Beginn einer bösartigen Tumorbildung. Als sie aus der Narkose erwachte, hörte sie den Arzt ihren Namen rufen: „Hallo, können Sie mich hören? Es ist ein Wunder geschehen, ich habe nichts mehr gefunden, das herausgeschnitten werden könnte!" Alles sei in bester Ordnung, erklärte der Chirurg und meinte kopfschüttelnd: „In meiner ganzen Arztkarriere ist mir so etwas noch nie passiert. Was haben Sie nur gemacht?"

Frau Z. weiß genau, was sie gemacht hat, doch sie schweigt und geht glücklich nach Hause. Was immer sie „Wundersames" getan hat, sie hört auf damit. So entdeckt ihr Arzt drei Monate später bei der Nachkontrolle an der gleichen Stelle wieder eine beginnende Geschwulst, die er in acht Wochen nochmals kontrollieren und notfalls herausschneiden will. Da wird sich Frau Z. ihrer Unterlassung bewusst.

„Am 26. Juni 2006 war es dann wieder soweit", erinnert sie sich heute. „Ich begab mich zu einer genaueren Untersuchung ins Spital." Nach der Kontrolle versteht der Chirurg die Welt nicht mehr: „Es ist wie verhext, wir haben wieder nichts gefunden! Es ist unglaublich, ich kann das

nicht verstehen." Der Mediziner war unwissentlich Zeuge von der durchschlagenden Kraft der Power Tube geworden. Frau Z. hatte nichts anderes gemacht, als täglich fünfzehn Minuten lang einen vergoldeten Zylinder in der Hand zu halten, der über ein Kabel mit einem ebenso vergoldeten Stab verbunden war. Diesen hatte sie möglichst nah an ihrem Geschwür plaziert. Die regelmäßigen Kontrollen im Krankenhaus bestätigen seither, dass Frau Z. vollkommen gesund ist.

Ähnliches weiß der 60-jährige Herr P. zu berichten. Viele Jahre lang litt er unter Asthma und mußte regelmäßig die Medikamente Axodite 500 und Serevent einnehmen. Als er sich wie Frau Z. eines dieser „magischen Geräte" kaufte, setzte er sie noch gleichentags ab – bis heute. Dennoch lautet der Befund seines Arztes: kein Asthma mehr.

Der Erfinder Martin Frischknecht hat bereits Hunderte positiver Erfahrungsberichte dieser Art in Schriftform vorliegen, von Fußpilz über Zahnschmerzen bis hin zu Hepatitis C und entzündeten Kuheutern. Doch schreiben darf er darüber nicht, weil die Schweizer Gesundheitsbehörden ihn sonst vor Gericht zerren. Sein Buch „Gesundheit als Chance" wurde bereits verboten. Wer das Buch kennt, fragt sich unwillkürlich, ob denn die Gesundheit vom Staat gar keine Chance erhalten soll. Aber: Ökonomisch betrachtet sind gesunde Menschen uninteressant. Sie schlucken weder Medikamente, noch beanspruchen sie teure Spitalbetten und kostspielige High-Tech-Medizin.

Die Gesundheit aber ist ein kostbares und immer seltener werdendes Gut; das weiß Martin Frischknecht aus eigener Erfahrung nur zu gut. Seit er ein junger Mann war, litt Frischknecht an Rheuma und Epilepsie. Gerade weil er wirkliche Gesundheit nicht kannte, wurde sie zum zentralen Anliegen seines Lebens. Vor allem anderen wollte er gesund werden. Das hat er erreicht. Nun will er anderen Menschen helfen, zu gesunden. Frischknecht gründete sogar die „Partei Interessengemeinschaft Gesundheit" und das „Alpenparlament", die sich dem alleinigen Ziel der Volksgesundheit verschrieben haben. Sein größter Verdienst um die Gesundheit ist jedoch die Entwicklung eines einzigartigen Gerätes, das mit elektrischen Obertonfrequenzen den Körper harmonisiert und ihm dabei hilft, sich selber zu heilen.

Sein Fachwissen als Elektroingenieur und Musiker (er besitzt ein Tonstudio und spielt zehn Instrumente) waren das notwendige Fundament, damit die Power QuickZap-Technologie verwirklicht werden konnte.

Gesundheit = Harmonie

Inspirieren ließ sich Martin Frischknecht vom bekannten Clark-Zapper. Die amerikanische Ärztin Hulda Regehr Clark entwickelte vor ungefähr dreißig Jahren ein Gerät, das mit verschiedenen Resonanz-Frequenzen gezielt Erreger im menschlichen Körper abtöten soll - wie bei zwei phasenverschobenen Tönen, die sich gegenseitig löschen.

Mittlerweile konnte Prof. Dr. Dr. H. Parlar von der Technischen Universität München beweisen, dass man Viren, Bakterien oder Mikroben auf diese Weise eliminieren kann. Bereits im 19. Jahrhundert prägte Claude Bernard den berühmten Satz „Die Mikrobe ist nichts, der Nährboden ist alles".

So wies Professor Enderlein (der Erfinder der Dunkelfeld-Mikroskopie) denn auch nach, dass sich Erreger entsprechend ihrem Umfeld verändern. Sein Schüler Dr. Robert O. Young dokumentierte diesen sogenannten Pleomorphismus: Aus roten Blutzellen können je nach Milieu virale Strukturen entstehen, die sich zu Bakterien und Pilzen weiterentwickeln, welche dann einen kranken Körper abzubauen beginnen. So können völlig harmlose Mikroben zu gefährlichen Erregern mutieren oder Viren aus dem Nichts entstehen - wenn die Harmonie im Körper (das Gleichgewicht der Körpersäfte, der Säure-Basen-Haushalt, etc.) gestört ist. Andererseits „verschwinden" schädliche Erreger von selbst, entzieht man ihnen den Nährboden. Sprich, stellt man das gesunde Gleichgewicht im Körper wieder her.

In Wirklichkeit sind Erreger nicht die Ursache einer Erkrankung, sondern die Auswirkung einer Disharmonie, welche die eigentliche Ursache der Krankheit ist.

Schon Paracelsus lehrte: *„Krankheit entsteht, wenn eine Harmonie im menschlichen Körper gestört wird. Kein Organ kann für sich allein tätig sein, sondern immer nur im Zusammenhang mit dem ganzen Körper. Eine Heilung kann nur zustande kommen, wenn alle Organe sich gemeinsam in den Dienst der Abwehr stellen."*

Was macht es folglich für einen Sinn, „Erreger" gezielt abzutöten? Wäre es nicht viel sinnvoller, den ganzen Körper so zu harmonisieren, dass seine ihm innewohnenden Kräfte jenes natürliche Gleichgewicht wieder herstellen können, dass es keinerlei Krankheit erlaubt, überhaupt erst Fuß zu fassen? Also nicht gegen Krankheiten kämpfen, wie es die Schulmedizin tut, sondern die Gesundheit fördern, wie es dem naturheilkundlichen Denkansatz entspricht.

Solche Gedanken gingen Martin Frischknecht durch den Kopf, als er begann, sich intensiv mit der Zapper-Technologie auseinanderzusetzen. So sehr sie ihn faszinierte, war er doch überzeugt, dass es noch einen besseren, ganzheitlicheren, weil auf die Stärkung des Organismus ausgerichteten Weg geben muss. Doch wie mochte der zu finden sein? Ein Jahr intensiven Forschens brachte als einzige Frucht wachsende Frustration hervor.

„Den Seinen gibt's der Herr im Schlaf", sagt man. Bei Martin Frischknecht war das tatsächlich so. Eines Abends wusste er einfach: „Heute Nacht werde ich die Lösung erhalten." Und so geschah es. Dank eines sehr speziellen Traumes wusste er am nächsten Morgen, was zu tun war; nach wenigen Tagen lag der erste Prototyp namens FriZap vor. Die Wirkung des Gerätes war so durchschlagend, dass Frischknecht es viele Monate lang einfach nicht glauben wollte – denn er verstand nicht wirklich, weshalb die Technologie so gut funktionierte. Die nötige Erkenntnis wurde ihm dann 2002 wieder in einem Traum geschenkt. Ein Jahr später träumte er schließlich von der Power Tube, einem Therapiegerät, das dreimal stärker ist als der ursprüngliche FriZap. „Die ganze Nacht über konnte ich die Power Tube in meinem Traum studieren, sie in die Hände nehmen und von allen Seiten, von innen und außen genau betrachten", erinnert sich Frischknecht. „Am nächsten Morgen setzte ich mich hin und zeichnete die Schalt- und Baupläne auf, ging zu meinem Fabrikanten und sagte: „Bau mir das genau so". Martin Frischknecht sieht sich denn auch weniger als

Erfinder dieser neuen Technologie, sondern vielmehr als das Werkzeug einer höheren Macht, welches die notwendigen Fähigkeiten besaß, um diese neue Idee hervorzubringen - und eine starke Motivation: „Ich wollte ein Beweismittel für die Wirksamkeit der Naturheilkunde haben", erklärt er, „und vor allem will ich den Menschen eine Möglichkeit bieten, die sie aus der Abhängigkeit der Pharmaindustrie hinausführt."

Eine Trinität von Schwingungen

Frischknechts Power QuickZap-Erfindung gehört zur Gruppe der TENS-Geräte. Diese Abkürzung steht für Transkutane Elektrische Nerven-Stimulation, also für elektrische Impulse, die über die Haut das Nervensystem harmonisieren.

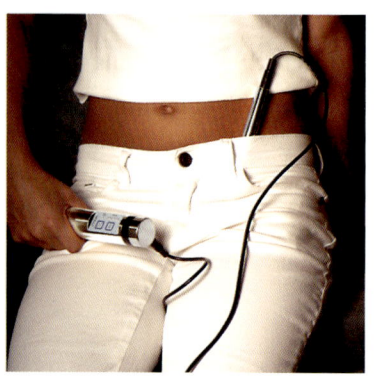

Mit zwei Handelektroden oder den vergoldeten Flächen am Gerät selbst kann man so über die Haut auf einfache Weise elektrische Frequenzen durch den Körper leiten. Weil das Gerät mit Wechselspannung arbeitet, entsteht in diesem Fall kein effektiver Stromfluss, sondern bloß ein „Vibrieren".

Das Problem vieler TENS-Geräte (wie auch der herkömmlichen Zapper-Technik) liegt nämlich darin, dass durch den technischen Gleichstrom ein Ionenfluss entsteht, der Metalle wie Kupfer oder Gold vom Gerät in den Körper hineinbefördert, was das Immunsystem belastet und sich manchmal in einer Verfärbung der Haut zeigt. Bei den QuickZap-Geräten ist dieser unerwünschte Effekt ausgeschlossen.

Martin Frischknecht wurden im Traum drei spezifische Grundfrequenzen gezeigt, welche dank ihrem Zusammenspiel in der Lage sind, den ganzen Körper zu harmonisieren.

„Erst Jahre später erkannte ich, dass hierbei das Triologie-Gesetz zur Anwendung kommt, wie es Viktor Schauberger schon erkannt

hatte", erklärt Frischknecht. „Zwei Grundfrequenzen im Kilohertz-Bereich stehen für den energetischen Gravitationswirbel (Yang) und den energetischen Levitationswirbel (Yin). Dieses männliche und weibliche Prinzip befruchtet sich gleichsam zu einer dritten Kraft, welche in meinen Geräten einer Grundfrequenz im Megahertz-Bereich entspricht. Daraus resultieren Obertonreihen, die noch in weit höhere Bereiche hinein mitschwingen."

Genau diese drei Frequenzen erzeugen im Körper nun eine Resonanz, die ihn grundlegend harmonisiert – zusammen mit einigen zusätzlichen Heilfrequenzen, welche für die einzigartige Wirkung der Geräte notwendig sind. Doch die sind das Betriebsgeheimnis des Elektroingenieurs.

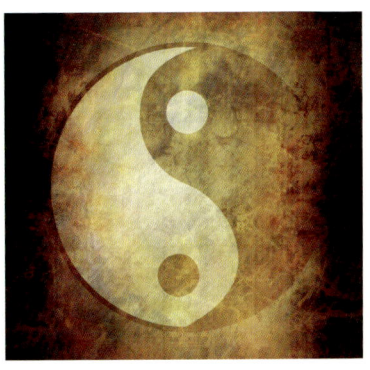

Die Bedienung der mit einer normalen 9-Volt-Batterie betriebenen Power QuickZap-Geräte ist denkbar einfach: Mit einem Timer stellt man die Therapiedauer in Minuten ein, dann laufen die drei Grundfrequenzen hintereinander (Stufe 1 bis 3) jeweils die gewählte Minutenzahl durch. Ein zweimaliges Piepen verkündet das Ende der Therapie.

Hat man beispielsweise drei Minuten vorgewählt, dauert die ganze Therapie drei mal drei Minuten. Während dieser Zeit hält man das Gerät an einer der beiden vergoldeten Flächen und drückt die andere direkt auf eine Hautstelle am Körper. Oder man benützt die beiden über ein Kabel mit dem Gerät verbundenen Handgriffe (bei der Power Tube sind es ein Handgriff und das Gerät selbst). Das ist alles. Man spürt nichts und es treten auch keine Irritationen von Haut oder Schleimhäuten auf.

Wassermoleküle „zurechtschütteln"

Was genau geschieht nun durch die Power QuickZap-Frequenzen im Körper? Professor Hechtl, der „Wasserpapst" von der amerikanischen Princeton-Universität, glaubt, eine Erklärung gefunden zu haben. „Herr Frischknecht, Sie verändern den Winkel der Wassermoleküle zueinander", sagte er dem Schweizer im vergangenen Jahr während eines Seminars in München. Jedes einzelne Wassermolekül bildet nämlich eine gleichseitige Pyramide – ein sogenanntes Tetraeder, den kleinsten der fünf platonischen Körper. Zweidimensional betrachtet entsteht daraus ein Dreieck. Unzählige solcher Dreiecke werden sichtbar, wenn man die Mitochondrien, die „Kraftwerke" in den Zellen, in 30-millionenfacher Vergrößerung betrachtet: Fugenlos fügt sich Dreieck an Dreieck und bildet so übergeordnete Dreieck-Strukturen, die sich ihrerseits wieder fugenlos aneinander reihen. Dieses Bild benutzt Martin Frischknecht, um die Wirkung der Power Quick-Zap-Technologie zu erklären. „Jedes Molekül besitzt eine bestimmte energetische Flußrichtung, einen Vektor. Sind die Moleküle vektoriell homogen, also gleichgerichtet, kann Energie fließen. Andernfalls entstehen Energieblockaden." Stellen wir

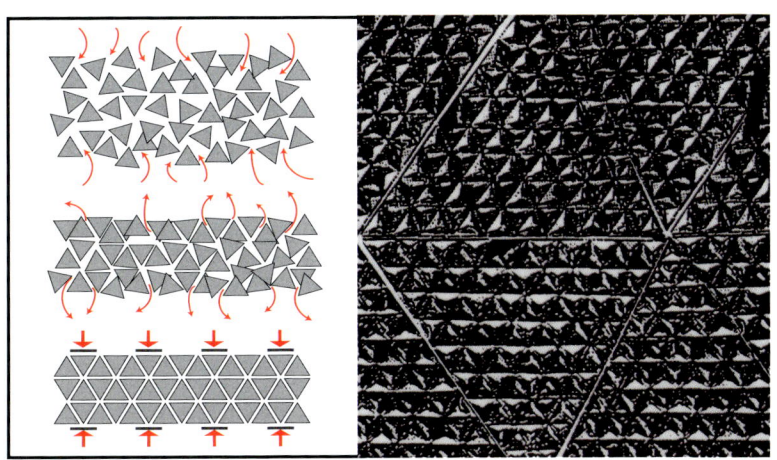

Bestimmte Power QuickZap-Frequenzen richten chaotische Gewebestrukturen aus und quetschen pathogene Informationen aus (links).
Fugenlose Dreiecksformationen auch bei den Mitochondrien in den Zellen (rechts; 30-millionenfache Vergrößerung).

uns eine Vielzahl von gläsernen Dreiecken vor, die völlig chaotisch angeordnet sind, erkennen wir leicht, dass es unmöglich ist, gezielt Licht durch diese Dreiecke zu leiten – es würde ständig in alle Richtungen abgelenkt.

Kommunikation ist so nicht möglich. Außerdem treten zwischen solchen Dreiecken verschieden große Zwischenräume auf. In diesen Zwischenräumen können sich pathogene Erreger ablagern. Folglich schwächt eine chaotische, depolarisierte Molekülstruktur den Körper, und sein

Immunsystem kann nicht richtig funktionieren.

Stellen wir uns nun vor, dass diese gläsernen Dreiecke oder Prismen fugenlos aneinandergereiht sind. Jetzt kann Licht oder Energie ungehindert durchfließen, ohne abgelenkt zu werden. Es gibt auch keine Zwischenräume mehr, wo sich gleichsam „Schlacken und Parasiten" ablagern könnte. „Sind die Moleküle in einer harmonischen, homogenen molekularen Zellstruktur geordnet, bilden sie eine widerstandsfähige Front", erklärt Frischknecht. „Die

Kraftlinien liegen parallel angeordnet und addieren sich im Gegensatz zu einer uneinheitlichen kranken Front, wo sich die Kraftlinien des Immunsystems gegenseitig durch die geometrische Unordnung kompensieren, also aufheben oder schwächen."

Die Frequenzen der Power QuickZap-Geräte versetzen das Gewebe in nicht spürbare Vibration. Dieser Vorgang hat eine Harmonisierung der molekularen Zellstrukturen zur Folge. Mit anderen Worten, die Moleküle werden „zurechtgeschüttelt", genauso, wie wir eine Salzmühle klopfen und schütteln, damit das grobkörnige Salz sich besser setzt.

Weil der menschliche Körper vor allem aus Wasser besteht, sind es in erster Linie die Wassermoleküle, die durch die drei Frequenzen harmonisch ausgerichtet werden. Darin liegt wohl auch die Erklärung für die universale positive Wirkung der Power QuickZap-Technologie. Man muss nicht mehr gezielt gegen Erreger vorgehen, sondern braucht bloß die natürliche harmonische Polarität der molekularen Gewebestruktur wieder herzustellen. Als Folge davon ist der Körper viel besser

in der Lage, seine energetischen Blockaden (und mögliche Symptome) zu überwinden.

Energiemessungen zeigen denn auch, dass in nur drei Minuten Therapiezeit die Lebensenergie des Körpers bereits von 600 auf 8'500 Bovis-Einheiten ansteigt, was mehr Energie und Leistungsfähigkeit bedeutet.

In diesem Zusammenhang sei an Dr. Alexis Carrel erinnert, der 1992 für seine Erkenntnis, dass die Zelle im Grunde unsterblich ist, den Nobelpreis für Medizin erhielt. Die Lebensdauer der Zellen, so wies der Forscher nach, wird von der Qualität des Wassers in unserem Körper bestimmt.

Carell setzte die Qualität von Wasser mit der geometrischen Ordnung seiner Molekülketten gleich: Je größer die Ordnung, desto besser können Stoffwechselreste beseitigt und die Zelle mit Lebensinformationen versorgt werden.

Ordnung macht gesund

Eine harmonische Ausrichtung der Molekülstrukturen im Körper führt also tatsächlich zu Ordnung und damit - wenn nicht gerade zur Unsterblichkeit - so doch zumindest zu Gesundheit.

Dieser „ordnende Effekt" von Frischknechts Therapie-Geräten scheint bis ins Erbgut hinein zu wirken. Dr. Helmut Schimmel, Erfinder der Vegatest-Geräte, konnte nämlich mit dem Photonen-Resonanz-Test (PRT) nachweisen, dass die energetische Information des Epstein-Barr-Virus nach der Power QuickZap-Behandlung nicht mehr in der DNS eines betroffenen Patienten nachweisbar war.

Schimmels Fazit:

„Im Zeitalter vermehrter systemischer Pilz- und Vireninfektionen sowie therapieresistenter bakterieller Infektionen kann der QuickZap eine wertvolle therapeutische Hilfe sein, ohne dass Nebenwirkungen bei richtiger Anwendung zu erwarten sind."

Erstaunliches stellte auch ein Schweizer Arzt fest, der als Koryphäe unter den Akupunkteuren gilt: Hielten seine Patienten die Power Tube gerade mal sechs Minuten in beiden Händen, danach waren sämtliche Energiemeridiane ausgeglichen. Das Stecken von Nadeln zur Lösung der Energieblockaden erübrigte sich.

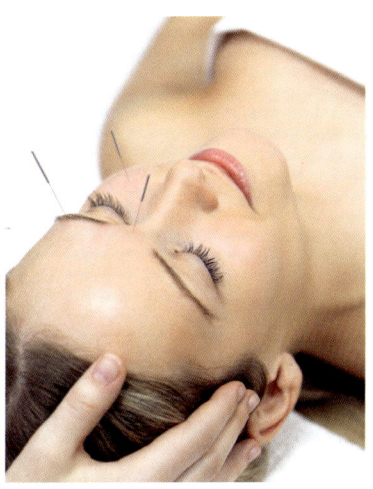

In den „Zwischenräumen" sind chaotisch angeordnete Moleküle, Schadstoffe und deren pathogene Informationen gespeichert. Durch die spezifischen Frequenzen der Power Quick-Zap-Geräte werden sie bildhaft „aufgewirbelt" und aus den sich schließenden Zwischenräumen „herausgequetscht". Wenn der Körper nicht in der Lage ist, diese entsprechend schnell auszuscheiden, können unter Umständen die von der Homöopathie bekannten „Erstverschlechterungen" auftreten (Übelkeit, Schwäche, etc.). Zudem setzen sich die pathogenen „Sedimente" wieder ab, was eine erneute „Aufwirbelungs"-Therapie nötig macht. Das gilt vor allem für ältere und/oder geschwächte Menschen. Alternative Behandlungen zur Entgiftung können hier von großer Hilfe sein.

Der Körper entgiftet primär über die Lymphe und die Wasserausscheidung (Urin/Schweiß). Weil die Lymphe ein passives System ist, das bewegt werden muss, ist es ganz wichtig, dass man sich nach einer Power QuickZap-Behandlung ausreichend bewegt.

PQZ-Behandlung kann gesunden Schlaf fördern, aber bei manchen Menschen zu einer so starken Energieaufladung führen, dass an Schlaf nicht mehr zu denken ist. Neben der körperlichen Bewegung ist es mindestens ebenso wichtig, vor und nach der Behandlung viel Wasser zu trinken, damit die aufgewirbelten Gift- und Schlackenstoffe über die Nieren ausgeschwemmt werden können. Die über eine bestimmte Zeit regelmäßige Anwendung der Power QuickZap-Technologie wird das körpereigene Milieu dauerhaft verändern. Dadurch können Parasiten und Bakterien bildlich gesprochen „ausgesiedelt" werden.

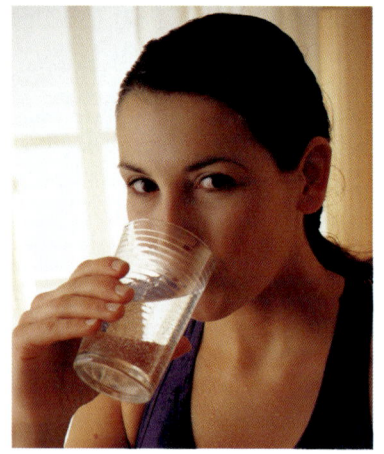

Schmerzbehandlung – und mehr?

Die Power QuickZap-Geräte werden von A bis Z in der Schweiz hergestellt. Martin Frischknecht erhielt zwar auch Angebote, zu einem Drittel der Kosten in China zu produzieren, doch dazu meint er: „Ich beziehe meinen Lohn in der Schweiz. Also vergebe ich die Arbeit in der Schweiz, auch wenn sich das in höheren Fertigungskosten niederschlägt." Dafür hält die Schweizer Qualität den strengsten Prüfnormen der Welt stand: Seit 2005 sind die Power Quick-Zap-Geräte nämlich vom TÜV Rheinland als medizinische Geräte zur Schmerztherapie zugelassen. Auch in Australien wurde die entsprechende Zulassung erteilt.

Chronischer Schmerz mausert sich zur schleichenden Geißel unserer Gesellschaft. Jeder fünfte Schweizer ist bereits davon betroffen – vorsichtig geschätzt. Etwa die Hälfte von ihnen kann das Leid kaum ertragen. Die Pein zerstört jegliche Lebensqualität. Entsprechend stark wächst der Bedarf an Schmerzmitteln. 2005 setzte die Pharma allein in der Schweiz 168,3 Millionen Franken um, elf Millionen mehr als im Vorjahr.

Für Martin Frischknecht ein Ansporn mehr, ein Gegengewicht zur schier übermächtigen Pharma-Lobby zu schaffen. Zum Glück sind die Behörden weit weg von der Schweiz diesbezüglich aufgeschlossener als hierzulande.

So hat Martin Frischknecht zwei **Doppelblindstudien** an Kliniken in Übersee in Auftrag gegeben, welche den medizinischen Nutzen der Power QuickZap-Technologie bei **Diabetes** und **Bluthochdruck wissenschaftlich nachgewiesen** haben.

Im Januar 2006 wurde Martin Frischknecht nach Mexiko eingeladen, wo er im Bezirkskrankenhaus von Pachuca mit seinen Power QuickZap-Geräten Patienten behandeln konnte.

Frischknecht kümmerte sich um fünfundzwanzig, zum Teil schwer kranke Menschen, wie etwa einen Säugling mit einem gravierenden Lungeninfekt, der im Sterben lag.

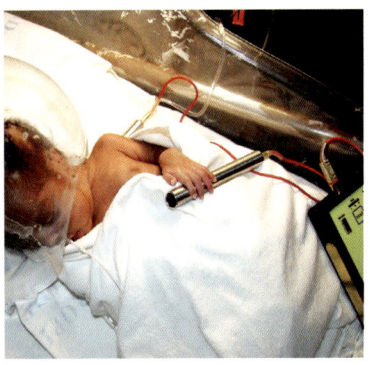

Ein kleines Mädchen mit einem riesigen Abszess am Hals wartete auf seine Operation, mit sehr schlechten Prognosen. Martin Frischknecht legte den Power QuickZap dem apathisch daliegenden Mädchen zwölf Minuten lang direkt an den Abszess. Eine halbe Stunde später saß Maria in ihrem Bett auf und lachte wieder mit ihrer Mutter. Drei Tage später befanden sich von den

25 behandelten Spitalpatienten nur noch vier im Krankenhaus von Pachuca, darunter der nun fast kerngesunde Säugling Oscar.

Das Mädchen Maria war bereits entlassen worden. Die verantwortlichen Mediziner waren so tief beeindruckt, dass sie dem Schweizer ausrichten ließen, die Türen ihres Spitals würden ihm immer offen stehen.

Dankbar waren auch die weit mehr als 150 Mexikaner, die sich auf dem Dorfplatz des Ortes Mineral del Chico versammelt hatten, um in den Genuss einer kostenlosen QuickZap-Behandlung zu kommen. Bereits seit dem Jahr 2002 wirkt Martin Frischknecht in ähnlicher Weise auf den Philippinen. An der Lourdes-Klinik in Manila durfte er unter der Aufsicht eines bekannten Arztes seine Power QuickZap-Geräte einsetzen.

„Das Ergebnis war auch für mich überwältigend: Nach vier Tagen konnten 90 der 100 Testpatienten entlassen werden", erinnert sich Frischknecht. Die restlichen zehn Personen musste er noch einige Tage nachbehandeln, bevor auch sie die Klinik verlassen

durften. Laborberichte bestätigen, dass sich unter den erfolgreich therapierten Patienten auch solche mit akuter Hepatitis B befanden.

Aufgrund dieses Erfolges begab sich Martin Frischknecht im Januar 2003 in die Vororte von Manila, wo er mit Unterstützung der UNO-Organisation UNIFIL Hunderte von Menschen kostenlos behandelte. Die Wochenzeitung Manila Star widmete ihm im Februar 2003 einen Artikel, worin sein Dienst an über 300 Personen – 60 Prozent davon litten an unheilbaren Krankheiten – gewürdigt wurde. Der Artikel wies daraufhin, dass man auf diese Weise seit November 2002 insgesamt bereits rund 2000 Menschen therapiert habe.

Beth Lasado vom Manila Star war so begeistert, dass sie ihren Bericht mit den Worten schloss: **„Dokumente bestätigen, dass jetzt fast alle unheilbaren Krankheiten ‚heilbar' geworden sind"**.

Martin Frischknecht gründete ein eigenes Hilfswerk, das überall auf den Philippinen ambulante Kliniken für die sogenannte Energie-Unterstützungs-Therapie aufbauen will. Dort werden die

Menschen praktisch unentgeltlich mit der Power QuickZap-Technologie behandelt.

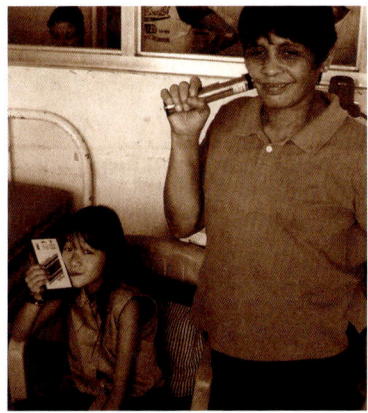

Die Philippinos kostet eine Behandlung nicht mehr als einen Teller Suppe - oder in Härtefällen eben gar nichts.

Acht solcher Kliniken mit insgesamt 80 Geräten, die Frischknecht alle gespendet hat, existieren bereits. Und sind so erfolgreich, dass ihre Anerkennung durch die Krankenkassen kurz bevorsteht. Bei uns hingegen tun sich Behörden und Mediziner schwer. Unzählige Male schon hat sich Martin Frischknecht von Ärzten anhören müssen, die angebliche „Wirkung" seiner Geräte sei bloß auf die rege Vorstellungskraft ihrer Anwender zurückzuführen.

Dabei sprechen Tiere (z. B. bei Wurmbefall) genauso gut auf die Hochfrequenz-Therapie an wie der Mensch, womit der Einwand einer reinen Placebo-Wirkung widerlegt ist – Tiere reden sich wohl kaum ein, dass ihnen eine Power QuickZap-Behandlung helfen wird. Ebenso unwahrscheinlich ist, dass sich chronisch kranke Menschen innerhalb von kurzer Zeit mit reiner Gedankenkraft selbst heilen, bloß weil sie sich ein goldenes Metallteil an den Kopf, das Gesäß oder sonstwohin halten. Eine solche Vorstellung müsste das Selbstverständnis der Pharmaindustrie und ihrer Schulmedizin nämlich erst recht fundamental erschüttern.

Einer, der in den Augen der Schulmediziner an einer „ausgeprägten Einbildungskraft" zu leiden scheint, ist der deutsche Afrikakenner Sepp Schwankner. Lassen wir ihn deshalb gleich selbst mit einem Brief vom September 2005 zu Wort kommen: „Ich bin 73 Jahre alt und betreibe schon immer sehr gerne und viel Sport. Früher war ich aktiver Leichtathlet und Extrem-Bergsteiger. 1974 habe ich mit Freunden die Ostafrika-Hilfe gegründet, die mittlerweile in Tansania viele Projekte, vor allem auch für die Gesundheit und Wasserversorgung, verwirklicht hat. Vor fünf Jahren habe ich mir beim Bau einer Wasserleitung in Afrika unbemerkt den Guinea-Wurm eingefangen.

In Tansania ist nicht mehr die Malaria Todesursache Nr. 1, sondern der Guinea-Wurm. Man steckt sich damit vor allem im Wasser an. Innerhalb eines Jahres wird er bis zu 60 Zentimeter lang und saugt den Körper richtig aus. Auch ich hatte ganz massive gesundheitliche Probleme, aber von den Ärzten in verschiedensten Kliniken wurde nichts gefunden. Etwas später hatte ich den Quick-Zap kennengelernt und wegen meiner Knieprobleme eingesetzt. Das Erstaunliche war, dass sich

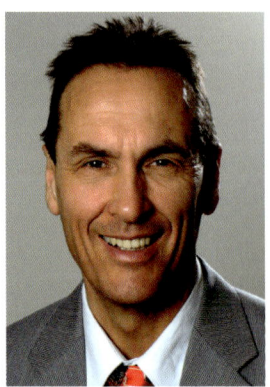

Martin Frischknecht

damit sowohl meine Knieprobleme verbessert haben, aber – vor allem – endlich auch die Ursache meiner starken gesundheitlichen Probleme. Die Ursache war eben dieser besagte Wurm, der durch den QuickZap aus dem Körper getrieben wurde. Ich fühle mich jetzt insgesamt so gut, dass ich sogar wieder erfolgreich Leichtathletik betreiben kann," – wie mehrfache Siege an Senioren-Sportfesten belegen.

Sepp Schwankner leidet wohl ebensowenig an Halluzinationen wie jene Ärztin, die dank Schwankner viele vom Wurm befallene Afrikaner mit dem QuickZap behandelt und „ihre Patienten innerhalb von vier bis sechs Wochen von diesem lebensgefährlichen Parasiten befreit", wie der Deutsche erklärt.

Martin Frischknecht liegen stapelweise persönliche Erfahrungsberichte vor, die in ihrer Vielfältigkeit ein breites Spektrum unterschiedlichster Beschwerden abdecken.

Beispiel Borreliose (Zeckenbiss): „Laut beigelegtem Laborbericht liegt ein Befund von Borrelien vor", schreibt B. S. „Am 8. September 2004 hab ich eine Power Tube gekauft und täglich angewendet. Am 22. September gab ich erneut meine Blutprobe an das Labor.

Heute, am 1. Oktober, feiern wir alle, denn ich habe folgenden Laborbericht erhalten: ‚Serologisch keinen Anhalt für eine chronische Infektion mit Borrelien'." – Dies ist kein Einzelfall, obwohl Borrelien nach Aussage eines Arztes normalerweise bis zu 20 Jahre im Körper eines Patienten verweilen.

Beispiel Bluthochdruck:
Direkt aufs Herz therapiert - nach drei Tagen lag der Blutdruck bei 120/80.

Beispiel Multiple Sklerose:
Eine Hörerin schrieb an die Fliege-Sendung „Sanfte Medizin": „Meine Cousine, die an MS lei-

det, hat durch die Anwendung des QuickZap eine wesentliche Verbesserung ihres Gesundheitszustandes erreicht. Sie konnte nicht mehr gehen und es bestand keine Aussicht, dass sie sich jemals wieder alleine fortbewegen kann. Heute fährt sie wieder mit dem Fahrrad."

Beispiel Zysten:
„Der Power QuickZap ist genial", lobt Frau S. „Ich hatte vorher den LCD-Zapper von Dr. Hulda Clark und hatte nur begrenzt eine Besserung meiner Unterleibsgeschichte feststellen können. Seitdem ich den Power QuickZap benütze, sind die Zysten weg. Ich bin begeistert."

Die Liste erfolgreicher und jederzeit dokumentierbarer Erfahrungsberichte ließe sich über viele

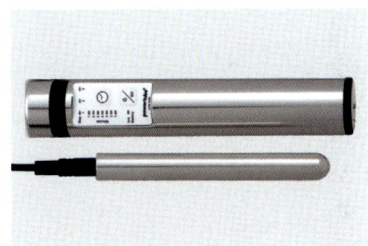

Power Tube QuickZap® versilbert

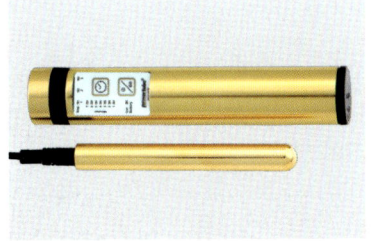

Power Tube QuickZap® vergoldet

Seiten fortführen. Sie belegen, dass die Schmerzgeräte von Frischknecht offenbar auch bei vielen weiteren Beschwerden positiv wirkten. Dazu gehören unter anderem:

Allergien	Angina
Arthrose	Asthma
Blaseninfektion	Blinddarmreizung
Blutvergiftung	Borrelien
Bronchitis	Candida
Chlamydien	Darmprobleme
Entzündungen	Erkältungen
Energiedefizite	Gelenkschmerzen
Gürtelrose	Grippe Hämorrhoiden
Hautausschlag	Helikobakter pylori
Hepatitis C	Herpes
Husten	Infekte
Karzinom	Kniegelenksarthrose
Lebererkrankungen	Leukämie
Migräne	Multiple Sklerose
Muskelverspannung	Prostataprobleme
Rückenschmerzen	Salmonellen
Schmerzen	Streptokokken
Staphylokokken	Virenerkrankungen
Zahnschmerzen	Zysten

Der Power QuickZap kann auch bei Muskelschmerzen eingesetzt werden. Dazu die Therapiefläche auf die schmerzende Stelle halten und mindestens zwölf Minuten therapieren.

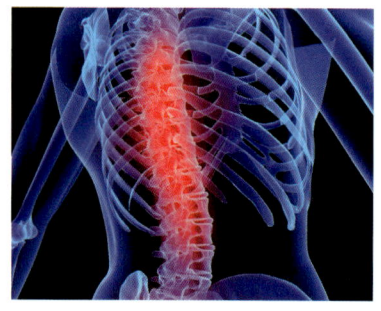

Die Schmerzen lassen meistens innerhalb weniger Stunden nach.

Somit sollte dieses Gerät versuchsweise bei Fibromyalgie eingesetzt werden! Bei allen meinen Patienten war innerhalb von wenigen Tagen eine spürbare Besserung zu verzeichnen."

Dr. med. F. A. schrieb nach einer ausgiebigen Erprobung der Power QuickZap-Geräte in seiner Praxis, er sei **"von der Effektivität der beiden Geräte sehr überrascht"**. Und weiter: "Ich habe viele Patienten mit schweren und schwersten chronischen Erkrankungen, die teilweise erheblich therapiegeschädigt sind, damit ein erhebliches Maß an Misstrauen entwickelt haben und die teilweise sensibler reagieren, als dieses bei Gesunden der Fall wäre.

Gerade dieser Patientenkreis hat sehr rasch auf die Behandlung angesprochen. Ich kann also ausschließen, dass es sich bei der Wirkung beider Geräte um einen Placebo-Effekt handelt."

Einfache Anwendung

Obwohl die Power QuickZap-Geräte offenbar bei weitem nicht nur erfolgreich in der Schmerztherapie eingesetzt werden können, betont Martin Frischknecht: Meine Geräte sind keine Wundermittel, die chronische Krankheiten mit einem Fingerschnippen heilen.

Sie können weder eine kompetente Betreuung durch einen Arzt oder Therapeuten ersetzen, noch machen sie ganzheitlich begleitende therapeutische Maßnahmen wie beispielsweise eine Ausleitung der Schwermetalle oder die Entsäuerung und Entgiftung des Körpers überflüssig!"

Einige Monate nachdem der Artikel abgedruckt wurde, hat die Technische Universität München eine wissenschaftliche Studie mit der PowerTube durchgeführt. Die Ergebnisse sind sensationell. Bereits nach einer kurzen Anwendung von nur 15 Minuten sind Giftwerte im Blut um bis zu 70 % gesunken. Jeder, der weiß, wie wichtig Entgiftung für unsere Gesundheit ist, kann einschätzen, was dies bedeutet.

„Die Anwendung der QuickZap®-Technologie vermag wahre Wunder zu vollbringen. Es sind revolutionäre Geräte, welche die optimale Chance bieten, gesund und kraftvoll zu leben."

Uwe Karstädt, Heilpraktiker
(Autor des Buches „Die 7 Revolutionen der Medizin")

Lesen Sie selbst, was das Schweizer Magazin ein Jahr später in der ZeitenSchrift/Ausgabe 59 über die QuickZap-Technologie schrieb:

Entgiftend und verjüngend in einem

Studien bestätigen die einzigartige Wirkung der PowerTube: Dieses TENS-Gerät verlangsamt nicht nur den Alterungsprozess im Körper, sondern kann auch hilfreich bei Diabetes, Bluthochdruck und Schmerzen eingesetzt werden. In erster Linie aber ist damit eine so tiefgreifende Entgiftung des Körpers möglich, dass sogar ein Hochschulprofessor ins Staunen kam.

Als er von dem Forschungsauftrag erfuhr, schmunzelte er über das Ansinnen seines Schweizer Kunden. Trotzdem kümmerte er sich seriös um das Projekt – schließlich soll man niemandem verwehren, Geld aus dem Fenster zu werfen. Denn Prof. Dr. Dr. Harun Parlar von der Technischen Universität München glaubte nicht einen Moment, dass seine Studie jene Resultate erringen würde, die sich Martin Frischknecht erhoffte. Der Elektroingenieur wollte nämlich wissen, ob die von ihm entwickelte Power QuickZap-Technologie in der Lage ist, den Körper klinisch nachweisbar zu entgiften.

Entgiftung - ein Schlüssel zur Gesundheit

TENS steht für „transkutane elektrische Nervenstimulation", will heißen: elektrische Frequenzen harmonisieren über die Haut das Nervensystem. Damit lassen sich nicht nur Schmerzen therapieren, damit kann man auch Erreger im

Körper zur Flucht veranlassen. Ah, eine Art von Clark-Zapper, mögen Sie nun denken. Nein, eben nicht!

„Das Abtöten von Erregern mittels bestimmter Frequenzen ist gar nicht möglich", betont Martin Frischknecht. Dies habe die von ihm finanzierte Münchner Studie unter anderem ebenso gezeigt wie seine eigenen Versuche in einer Schweizer Papierfabrik. „Dort haben wir die Bakterien im Wasser mit ihren Eigenfrequenzen regelrecht gekocht, und sie sind trotzdem nicht kaputtgegangen."

Warum scheinen dann die verschiedenen Zapper, die letztlich alle auf Hulda Clark zurückgehen, trotzdem messbaren Erfolg zu haben? Nach einer Zapper-Behandlung könne man die Erreger nicht mehr messen, so Frischknecht, weil die angewandten Frequenzen die Energie-Meridiane im Körper kurzzeitig lahmlegen würden. Später seien die Erreger jedoch wieder nachweisbar, erklärt er. Die auf dem Naturgesetz der Triologie (oder Trinität) basierenden drei Power QuickZap-Grundschwingungen zielen nicht auf vermeintliche Erreger ab, sondern richten die

Wassermoleküle im Organismus neu aus und bringen Ordnung in das energetische System des Körpers. Damit verändert sich unser inneres Milieu, was schädlichen Mikroben die Existenzgrundlage entzieht.

Professor Günter Enderlein fand schon vor bald 100 Jahren heraus, dass sich Einzeller gemäß ihrem Umfeld verändern können. Viren verwandeln sich in Bakterien, Bakterien in Pilze – und umgekehrt. Schon mit der Erkenntnis des Pleomorphismus (heißt: Lehre der verschiedenen Formen) wird die Zapper-Theorie, wonach man Erreger gezielt „abschießen" kann, ad absurdum geführt, da sich diese Mikroben von selbst verwandeln, wenn man ihr Milieu (z. B. das Blut) verändert.

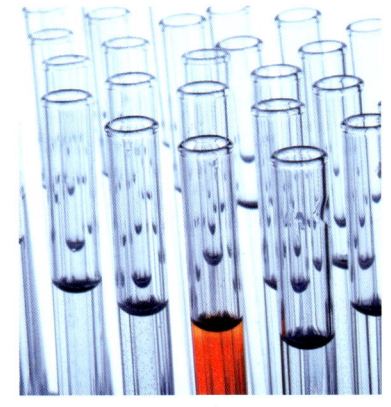

Die daraus resultierende Schluss-folgerung deckt sich mit den Resultaten aus der Münchner Uni-Studie: Nur ein harmo-nisches, natürliches Körpermilieu verhindert dauerhaft, dass schäd-liche Erreger auftreten – weil sie dann nämlich gar nicht im Körper überleben können. Nur, wer hat heute noch so gesundes Blut, ein so starkes Immunsystem? Deshalb gilt auf dem Weg zu dauerhafter Gesundheit vor allem: Entgiften, entgiften, entgiften! Nicht um-sonst schreibt der Heilpraktiker Uwe Karstädt in seinem neuen Bestseller provokativ: *„Sie sind nicht krank, Sie sind vergiftet!"*

Entgiften mit der Power Tube

Eine tiefgreifende Entgiftung stärkt das Immunsystem über alle Maßen, worauf der Körper „Erregern" gegenüber resistent wird. Damit sind wir wieder bei der Power QuickZap (PQZ)-Technologie. Die von Martin Frischknecht in Auftrag gege-bene Münchner Studie ist eine Novität. Eine wissenschaftliche Untersuchung dieser Art wur-de weltweit noch nie gemacht.

Wohl auch deshalb war Prof. Ha-run Parlar von der ganzen Sache nicht überzeugt. Das sollte sich jedoch rasch ändern. Der durch seine Forschungsdaten bekehrte Wissenschaftler steht nun voll hinter Martin Frischknecht.

Prof. Parlar, der an der Tech-nischen Universität München den Lehrstuhl für Chemisch-Technische Analyse und Che-mische Lebensmitteltechnologie innehat, legte seinen Bericht zur Wirksamkeit der Power Tube Ende Mai 2008 vor.

Um die Entgiftungsfähigkeit der PQZ-Technologie zu bele-gen, wählte der Professor Chlor-phenole aus, weil weltweit prak-tisch alle Menschen mit diesen kontaminiert sind.

Die giftigen, teils krebserre-genden Chlorphenole finden sich in Holzschutzmitteln, Herbizi-den, Fungiziden, Arzneimitteln, Farbstoffen, Desinfektionsmitteln etc. und reichern sich in der Nah-rungskette an. Man kann sie leicht im Blut und im Urin nachweisen.

Für die Versuchsreihe nahm man zehn Probanden im nüchternen Zustand Blut- und Urinproben ab, deren Chlorphenolwerte ermittelt

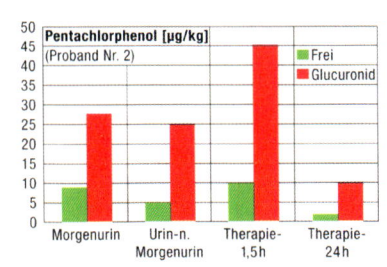

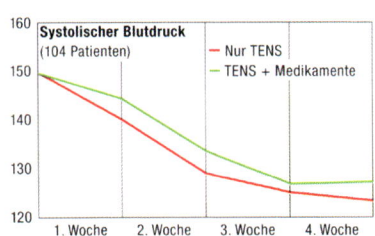

wurden. Es folgten Power Tube-Anwendungen von insgesamt 21 Minuten Dauer. 90 Minuten später wurden erneut Proben genommen. Ebenso nach 24 Stunden.

Bei allen Versuchspersonen zeigte sich dasselbe deutliche Muster: Eineinhalb Stunden nach der Behandlung stieg die Konzentration von Chlorphenolen in Blut und Urin rasant an, um dann nach 24 Stunden auf eine signifikant tiefere Konzentration als vor der PowerTube-Anwendung abzufallen. Dies bestätigt, was Martin Frischknecht über die Wirkung seiner PQZ-Technologie sagt: Sogar im Gewebe eingelagerte (und damit im Blut oder Urin nicht unbedingt nachweisbare) Giftstoffe werden durch die drei Frequenzen gleichsam „aufgewirbelt" – deshalb die nach 90 Minuten gemessene deutlich erhöhte Chlorphenolkonzentration. Jetzt

kann der Körper die Umweltgifte über die Harnblase ausscheiden, weshalb man viel stilles Wasser trinken sollte.

So erklärt sich die viel tiefere Chlorphenolkonzentration, die man in Blut und Urin einen Tag nach der Behandlung fand. Die gemessene Entgiftungsleistung der Power Tube lag sogar noch weit über den Erwartungen ihres Erfinders. Es zeigte sich nämlich, dass schon eine einzige Behandlung von 21 Minuten die ursprünglich gemessenen Giftwerte um bis zu 70 Prozent senken konnte! Hinter diesen trockenen Zahlen verbirgt sich eine wissenschaftliche Sensation.

Entsprechend deutlich fiel denn auch das Fazit des Professors aus:

„Die Power Tube aktiviert eindeutig den Metabolisierungsprozess und führt zu einer Ent-

giftung aller Probanden. Würde man die Power Tube regelmäßig anwenden, dann ist die Wahrscheinlichkeit hoch, dass die Chlorphenole fast vollständig aus dem Körper eliminiert werden."

Wenn mit Hilfe der PQZ-Technologie Chlorophenole ausgeleitet werden können, ist dies auch bei anderen Umweltgiften zu erwarten.

Gegen Diabetes und Bluthochdruck

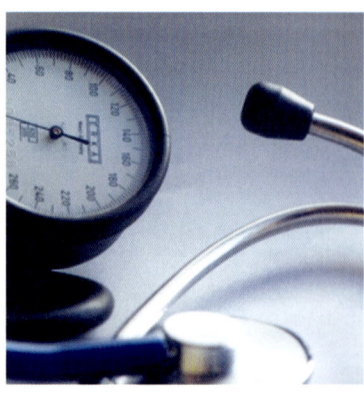

Auch auf den Philippinen befassten sich Mediziner mit Frischknechts Power Tube. In einer randomisierten kontrollierten Studie untersuchte man, ob die PQZ-Technologie bei Diabetes und Hypertonie helfen kann. Es wurden 67 Diabetiker und 104 an Bluthochdruck leidende Personen ausgewählt, die man 30 Tage lang mindestens drei Minuten täglich mit Frischknechts TENS-Geräten behandelte. Die Ergebnisse liegen seit wenigen Monaten vor.

Sie sind so positiv, dass die Power QuickZap-Geräte neuerdings von den philippinischen Krankenkassen als unterstützende Therapieform für Zuckerkranke und Bluthochdruckpatienten anerkannt werden.

Weltweit stirbt jeder Dritte an Herz- und Kreislaufkrankheiten. Die klinische Studie ergab, dass schon nach wenigen Tagen bis zwei Wochen beide Werte für den Blutdruck deutlich sinken. Zudem nahmen in der dritten Behandlungswoche die Schmerzen in der Brust statistisch signifikant ab.

Vergleichbares trat bei den Diabetes-Patienten ein: Dank der PowerTube verminderte sich der glykämische Index im Blut auf statistisch signifikante Weise. Auch hier klangen während der dritten und vierten Therapiewoche die Schmerzen in Rücken, Nacken und Brust deutlich ab. Was einmal mehr beweist, dass die Geräte sich hervorragend eignen, um Schmerzen zu therapieren. Die auf den Philippinen durchgeführte Studie offenbart zudem – natürlich nur auf indirekte, nicht verbal geäußerte Weise –, dass pharmazeutische Arzneien den Körper belasten: Sowohl bei Diabetes wie bei Bluthochdruck zeigten jene Studienpatienten am schnellsten und am deutlichsten positive Veränderungen, die sich nur mit der PowerTube therapieren ließen. Wer daneben noch Medikamente einnahm, sprach langsamer auf die Power Tube an.

Für Martin Frischknecht ist die Erklärung offensichtlich: *„Die chemischen Medikamente der Pharmaindustrie schwächten den Organismus. Deshalb mussten während der Power Tube-Anwendung diese zusätzlichen Giftstoffe ebenfalls aus dem Körper geschwemmt werden, was den allgemeinen Entgiftungsprozeß natürlich verlangsamte."*

Von der PQZ-Technologie sind keinerlei schädliche Nebenwirkungen, wie sie bei Medikamenten üblich sind, bekannt.

Prof. Harun Parlar bestätigt denn auch in seiner Studie: *„Die Untersuchungen zeigen deutlich,* *dass sich durch die vorschriftsmäßige Anwendung der Power Tube die Proteomuster der Zellen nicht ändern. Somit kommt es nach der Anwendung zu keinerlei Schäden der Humanzellen."*

Anti-Aging

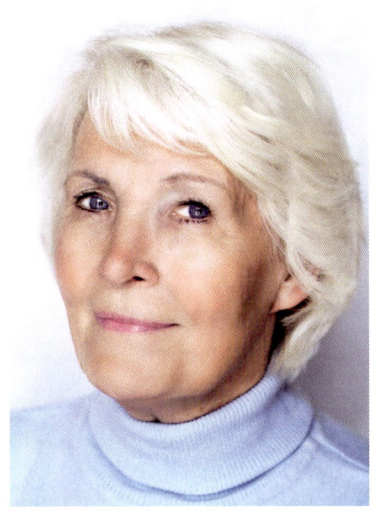

Eine regelmäßige Anwendung der Power Tube scheint den Alterungsprozeß zu verlangsamen. Das beweist Prof. Parlar aufgrund seiner Forschung.

Der Münchner Professor stützt sich dabei auf die Tatsache, daß die PQZ-Technologie zu volumenmäßig größeren Cholesterinpartikeln führt. Schon vor einigen Jahren war es Altersforschern aufgefallen, dass bei 100-Jährigen das Cholesterin im Blut in ungewöhnlich großen Lipoproteinen (Fetteiweißen) transportiert wird. Man vermutet, dieses Cholesterin werde in Partikeln gebunden und könne sich deshalb nicht in den Blutbahnen, insbesondere auch nicht in Gehirngefäßen, ablagern. Normalerweise führen solche Verstopfungen zu Arteriosklerose und geistigem Zerfall (Alzheimer).

Weil immer mehr Menschen kleine LDL-Cholesterin-Partikel aufweisen, wächst auch ihr Risiko für Herz- und Kreislauferkrankungen, der Todesursache Nummer eins in den westlichen Ländern.

Bei den sehr alten Menschen konnte man deren vergrößerte Lipoproteine auf eine Variante im Gen für das Cholesteryl-Ester-Transfer-Protein (CETP) zurückführen.

Prof. Harun Parlar stellte nun fest, dass eben dieses CETP dank der Power Tube-Anwendungen bis zum 50-fachen angereichert wurde. Als Folge entstanden wie bei den 100-Jährigen größere Cholesterin-Partikel.

Als Günter Albert Ulmer, Buchautor und Experte für Naturheilverfahren, von den Münchner Studienergebnissen hörte, sagte er über diesen Effekt der PowerTube: *„Das wäre fast gleichbedeutend wie das Methusalem-Gen für geistige Fitness im Alter."*

Martin Frischknecht empfiehlt, die PowerTube auch ohne Beschwerden täglich 15 Minuten anzuwenden. Auf diese Weise, könne man den Alterungsprozess des ganzen Organismus deutlich verlangsamen. Es scheint, als hätten wir durch diese Power Quick-Zap-Geräte tatsächlich eine wertvolle Hilfe erhalten, damit wir ein hohes Alter in körperlicher und geistiger Frische erreichen.

Die Energiedusche für Ihren Körper

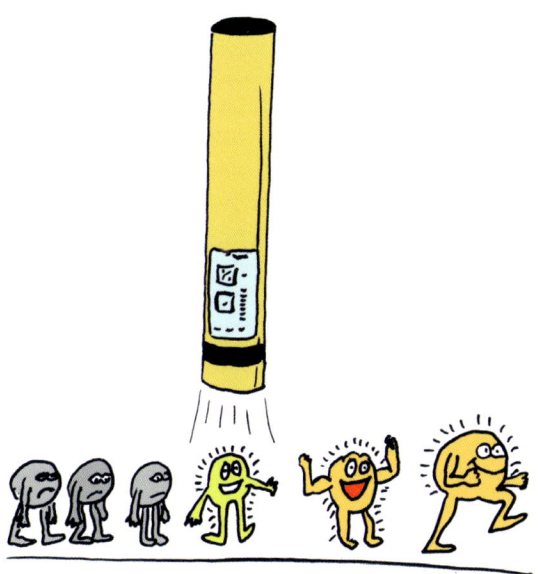

Die Wirkung der QuickZap-Geräte zu beschreiben, fällt mir wirklich schwer. Ein Bild sagt oft mehr als tausend Worte. Sie können sich die Wirkung der Power Tube in etwa wie auf diesem Bild vorstellen Ihre müden, kranken, energielosen Zellen werden regelrecht mit Licht und Energie aufgeladen und sie strahlen danach wieder, sind kräftig und widerstandsfähig. Sie kennen diesen Zustand, wenn Sie völlig ausgelaugt und überarbeitet für drei Wochen in Urlaub fahren. Sie liegen in der Sonne, gehen spazieren, schlafen länger – sie laden ihre Batterien wieder auf.

Für mich sind die Anwendungen des QuickZap immer wie ein Kurzurlaub! In den vergangenen zwei Jahren habe ich viele Erfahrungen mit den Geräten von Martin Frischknecht sammeln können. Doch zunächst noch einige Gedanken zum QuickZap.

Die Bezeichung „Zap" ist leider etwas irreführend, denn richtigerweise handelt es sich hier um eine TENS-Technologie, die auf einer „Transkutanen Elektrischen Nerven-Stimulation", also einer Nervenstimulation über die Haut, beruht. Die TENS-Therapie ist effektiv, günstig und nebenwirkungsfrei. Der Patient kann die Therapie selbst zuhause anwenden. Der bekannte Schmerztherapeut Dr. Johnson ist der Ansicht, dass es keinen Schmerz gibt, der nicht durch TENS gelindert werden könnte. Die Wirkungen von TENS-Geräten wurden auch durch mehrere klinische Studien in den USA und Europa nachgewiesen.

Die drei Frequenzen der QuickZap-Geräte mit ihren Obertönen erzeugen in den Zellen eine Resonanz, die den Organismus systematisch harmonisieren. Sind die Moleküle ausgerichtet, kann Energie fließen. Chaotisch angeordnete Moleküle verursachen Energieblockaden.

Ein wichtiger Satz, den ich gelernt habe, lautet:
„Schmerz ist der Schrei nach fließender Energie".

Wenn wir also die Zellordnung herstellen, kann Energie fließen, Blockaden werden aufgehoben, die Schmerzen lassen nach und verschwinden schlussendlich.

Gesund durch die richtige Information

Ein anderer Aspekt ist die Informationsübertragung von Zelle zu Zelle. Mittels elektrischer Feinströme, die wir aus Sonnenlicht und lichtreicher Nahrung aufnehmen, können Zellinformationen in Höchstgeschwindigkeit übertragen werden. Die Übertragung unserer Gedankenimpulse, die Nervenstimulation, ja auch unsere Herzfunktion, läuft einzig und allein mittels elektrischer Feinströme.

Ohne dieses elektrische Zelltelefon würde unser Stoffwechsel viel zu langsam ablaufen: Wir würden verhungern, ersticken und unser Abwehrsystem könnte uns nicht rechtzeitig schützen. In jeder Körperzelle laufen 30.000 bis 100.000 Funktionen gleichzeitig ab. Dies ist ohne Zweifel nur möglich mittels elektrischer Informationsübertragung durch Lichtenergie, den sogenannten Biophotonen.

Es ist nachvollziehbar, dass nur ausgerichtete Zellmoleküle in der Lage sind, elektrische Impulse von Zelle zu Zelle weiterzuleiten und bei der Zellausrichtung ist die Power QuickZap-Technologie äußerst hilfreich.

Einfach zu bedienen

Die Bedienung ist denkbar einfach. Ein großer Vorteil ist, dass man meist nebenher noch anderen Tätigkeiten nachgehen kann. Der QuickZap wird mit einer 9-Volt-Blockbatterie im Wechselstrom betrieben. Mit einem Timer wird die Therapiedauer von ein bis sieben Minuten eingestellt. Dann laufen die drei Grundfrequenzen hintereinander durch. Hat man z. B. fünf Minuten vorgewählt, läuft eine Frequenz nach der anderen in Fünf-Minuten-Intervallen, also 15 Minuten lang, durch. Das Ende der Therapie wird durch ein zweimaliges Piepsen angezeigt.

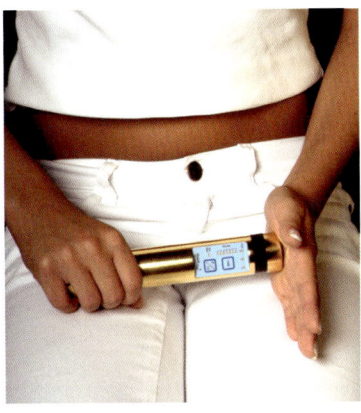

Behandlung mit PowerTube

Zur Behandlung wird die Quick-ZapPowerTube in die Hand genommen und das obere Ende auf die zu behandelnde Körperstelle gelegt. Dabei fließen die Frequenzen von einem Pol der PowerTube durch den Körper zum anderen Pol des Gerätes. Die PowerTube baut so einen gerichteten Energiewirbel auf, vergleichbar mit einem Scheinwerferstrahl, der nicht nur bis ins Gewebe strahlt, sondern auch auf der Zellebene wirkt.

Es bietet sich an, nicht nur die Organe, sondern direkt die Akupunkturpunkte oder Meridiane zu behandeln, wenn Sie sich damit auskennen. Die Behandlungszeiten können dadurch noch wesentlich verkürzt werden. Bei den Akupunkturpunkten im Kopfbereich genügt in der Regel eine Geräteeinstellung von einer Minute.

Am Körper wird immer über Kreuz behandelt, z. B. mit der rechten Hand behandeln wir die linke Körperseite, mit der linken Hand die rechte Körperseite. Am Kopf gilt das nicht. Da behandeln wir mit der rechten Hand die rechte Kopfseite, mit der linken Hand die linke Kopfseite.

So wirkt die QuickZap Power Tube:

✓ Die Wassermoleküle und Zellstrukturen werden geordnet

✓ Die Selbstheilungskräfte werden gestärkt

✓ Die Zellenergie wird angehoben

✓ Parasiten, Viren, Bakterien wird die Lebensgrundlage entzogen

✓ Schmerzzustände werden gelindert oder verschwinden

✓ Der Körper wird entgiftet

✓ Die Zellen werden vor Oxidation besser geschützt

✓ Die Regenerationsfähigkeit des Körpers wird verbessert

✓ Die Meridiane werden ausgeglichen

✓ Das Blutbild verbessert sich schon nach einer Anwendung

Auf dem ersten QuickZap-Kongress im November 2008 berichtete Prof. Parlar, dass mit der Power Tube auch Schwermetalle ausgeleitet werden. Der Cadmiumgehalt im Blut konnte in einer Studie bei allen Probanden deutlich gesenkt werden.

Weil der Power QuickZap nur mit aufbauenden, ordnenden Frequenzen arbeitet, gibt es keine Nebenwirkungen und es kann nichts falsch gemacht werden.

Es gibt nur wenige Einschränkungen in der Anwendung: Das Gerät nicht direkt auf eine frische Wunde setzen, sondern immer um die Wunde herum behandeln. Patienten mit Herzschrittmacher und Schwangere müssen informiert werden, dass sie sich auf eigene Verantwortung behandeln. Diese Einschränkung gibt Martin Frischknecht mehr zu seinem eigenen Schutz, als zum Schutz der Anwender. Ich habe festgestellt, es gibt keine negativen Auswirkungen, denn die Obertonfrequenzen sind immer aufbauend, ordnend und stärkend.

Ich glaube, es erübrigt sich zu erwähnen, daß bei jeder Krankheit nach der Ursache geforscht werden muß. Auch der Lebenswandel, die Denkgewohnheiten, psychische Belastungen und die Ernährungsgewohnheiten sollten überprüft werden.

Meine Erfahrungen mit den QuickZap-Geräten

Als ich das erste Mal von der „Power QuickZap"-Technologie hörte, konnte ich nicht glauben, dass so etwas funktioniert und habe mich nicht mehr darum gekümmert.

Ein Jahr später wurde ich in die Schweiz zum „Alpenparlament-Kongress" eingeladen, um einen Vortrag über „Lichtreiche Ernährung" zu halten. Martin Frischknecht ist der Initiator des Alpenparlaments. Somit kam ich wieder in Berührung mit der QuickZap-Technologie. Obwohl ich auf dem Kongress viel Positives über den QuickZap hörte, war ich nach wie vor skeptisch.

Hildegard, meine Frau, bestand jedoch darauf, dass wir so ein Gerät kaufen. Zuhause angekommen, bekam ich eine sehr schmerzhafte Kniegelenksentzündung, die mich nachts nicht schlafen ließ. Das war für mich die ideale Möglichkeit, meiner Frau zu beweisen, dass der Power QuickZap nicht funktionieren kann. Die folgenden drei Tage habe ich morgens, mittags und abends mein Knie behandelt, am vierten Tag waren die Schmerzen vollkommen verschwunden.

Am Wochenende machten wir eine Bergwanderung auf den Pürschling bei Oberammergau. Wir nahmen den steilen Aufstieg vom Schloß Linderhof aus und ich war gespannt, ob mein Knie das aushält. Bei jedem Schritt habe ich auf die Reaktionen meines Kniegelenks ge-achtet.

Ich war heilfroh, nach zwei Stunden ohne Komplikationen oben angekommen zusein. Der steile Abstieg war eine andere Belastung für das Knie, aber auch das schaffte ich ohne Probleme. Diese Erfahrung überzeugte und ermutigte mich, auch bei anderen gesundheitlichen Problemen den Power QuickZap einzusetzen.

Unsere Tochter Denise ist Kinderkrankenschwester an der Ulmer Uni-Klinik. Sie kam am Wochenende mit einer Blasenentzündung heim. Meine Frau Hildegard gab ihr die Power Tube und nach der ersten Behandlung reduzierten sich die Schmerzen. Nach der zweiten Behandlung war die Entzündung abgeklungen.

Hannelore L., unsere Kundenbetreuerin, hat einen Herpesvirus um den Mund nach wenigen Behandlungen zum Verschwinden gebracht. Ihre Rheumaschmerzen sind komplett weg und ihre jahrzehntelangen Schlafstörungen halten sie nur noch bei Voll- und Neumond wach. Gelenkschmerzen, die nach langen Bergwanderungen auftreten, behandelt sie erfolgreich mit dem Power QuickZap.

Eine langjährige Kundin aus Bad Tölz war hoch allergisch und konnte sich nur noch von fünf verschiedenen Lebensmitteln problemlos ernähren. Nach einer Woche rief sie mich an und sagte: „Meine Leber hat sich regeneriert, ich kann wieder alles essen".

Hans Albers, nicht der Schauspieler, aber einer unserer Kunden mit dem selben Namen berichtete, dass seine Frau nach einer Fehlbehandlung im Krankenhaus seit über zehn Jahren an Asthma leidet. Nach einer Woche Behandlung mit dem Power QuickZap war das Asthma verschwunden.

Eine ältere Dame zog beim Gehen das rechte Bein nach. Nach zwei Behandlungen war die Lähmung behoben und eine normale Gangart möglich.

Eine Heilpraktikerin berichtete mir u. a., dass sie ihren Muskelkater mit wenigen Behandlungen besiegt hat.

Ich stand neben Martin Frischknecht, als ein Familienvater berichtete, dass seine Tochter mit einer sehr seltenen Krankheit verkrampft im Rollstuhl sitzt und die Schulmediziner keinen Therapieansatz finden. Nach zwei Wochen regelmäßiger Behandlung mit dem Power QuickZap lösten sich die Spasmen und das Mädchen begann, sich aufzurichten. Daraufhin sagte ich Martin Frischknecht, dass er noch nicht wüsste, welche Wunderdinge sein Power QuickZap alles vollbringen kann. Er antwortete mir ganz knapp: „Ich kann mir schon denken, was alles noch möglich ist."

Die Kosmetikerin Ruth S. berichtete, dass sie sich seit August 2007 mit der Power Tube behandelt und neben diversen Krankheiten und Gebrechen gute Erfolge erzielt hat.

Nun schrieb sie: *„Jetzt sind zwei weitere gute Wirkungen eingetreten. Ich hatte am Bauch etwa 25 schwarze, zum Teil bis zu acht Millimeter grosse, braune Flecken. Der Hautarzt erklärte mir, dass diese Flecken sich zu einem Krebs entwickeln können. Nach mehreren Behandlungen mit der Power Tube QuickZap sind die Flecken nur noch braun und werden immer kleiner, teilweise sind sie schon verschwunden.*

Nach einer Operation an der Halsschlagader hatte ich unerträgliche Kopfschmerzen. Der Arzt erklärte mir, dass der Kopf bei der OP zu sehr seitwärts gedreht wurde, so dass der Spinalkanal blockiert wurde. Mit der Power Tube QuickZap konnte ich den Spinalkanal lösen und die Kopfschmerzen sind verschwunden."

Kein Placebo!

Manche Kritiker behaupten, dass die Wirkungen der QuickZap-Geräte nur auf Einbildung, dem sogenannten Placeboeffekt beruhen. Das stimmt mit Sicherheit nicht.

Zum einen ist die Wirkung durch mehrere Studien belegt. Weltweit wurden inzwischen 100.000 Geräte verkauft, die meisten aufgrund Empfehlung zufriedener Anwender.

Es gibt noch einen weiteren Grund für den Beweis, dass die Geräte tatsächlich funktionieren: Tiere reagieren ebenfalls positiv auf die Anwendung. Schon oft konnte der QuickZap helfen, wo der Tierarzt mit seinem Latein am Ende war.

Entzündungen, Verletzungen und Krankheiten aller Art heilen oft schon nach wenigen Anwendungen. Auch bei meinem eigenen Hund, der an entzündeten Brustdrüsen und Gelenkbeschwerden litt, konnte der QuickZap gut helfen.

Bei Tieren gibt es keinen Placebo-Effekt. Man sieht also wieder einmal mehr, dass die Geräte von Martin Frischknecht tatsächlich funktionieren.

Zusammenfassend kann ich guten Gewissens schreiben, dass die QuickZap-Geräte das Beste sind, was ich als Gesundheitsberater kennengelernt habe. Sehr wohl habe ich auch durch Aloe, Weizengrassaft, Mikroalgen, Flor·Essence usw. gute bis sehr gute Resultate gesehen. Doch dauert es in der Regel länger, bis ein Erfolg sichtbar wird. Anders bei der QuickZap-Technologie.

Hier spürt man oft schon nach wenigen Behandlungen eine deutliche Besserung. Bei Schmerzen aller Art ist dies besonders signifikant. Manchmal braucht man auch mit den QuickZap-Geräten etwas Geduld und in der Regel empfehle ich zusätzlich, je nach Problem, noch einige Naturheilmittel parallel dazu.

Zur Ausleitung der Schadstoffe, die durch die Frequenz-Geräte mobilisiert werden, eignen sich insbesondere Algen, Gräser, Flor·Essence und viel Wasser.

Für uns ist der QuickZap das „wichtigste Mittel" in unserer Hausapotheke geworden. Insektenstiche, Zahnschmerzen, Gelenkprobleme, Bauchweh, Kopfschmerzen, Energielosigkeit ... – immer kommt die Power Tube zum Einsatz. Für die Gesundheit unserer Familie war das QuickZap-Gerät die beste Investition.

Seit 2019 ist der Power QuickZap nicht mehr erhältlich, da die Power-Tube in Siber und Gold sich als wesentlich wirksamer herausgestellt haben.

Haben Sie noch Fragen zu den PowerTube-Geräten?
Die Quintessence-Berater helfen Ihnen gerne.
Tel. 0 75 29 / 973 730

Fazit

Wie ich in der Einleitung schon schrieb, wollte ich Ihnen, liebe Leser, die wichtigsten Mittel aus der Natur vorstellen. Der Schwerpunkt lag ganz klar auf den Gesundheitsmitteln, die ein sehr breites Anwendungsspektrum haben. Natürlich gibt es noch weitere wertvolle Naturmittel, jedoch hätte es den Rahmen gesprengt, wenn ich diese ebenfalls ausführlicher besprochen hätte.

**An dieser Stelle möchte ich deswegen noch einige erwähnen,
die sich in der Praxis ebenfalls bewährt haben:**

✓ Mineralsalze nach Dr. Schüssler

✓ Schwedenkräuter nach Maria Treben

✓ 6er Tee nach Eva Aschenbrenner

✓ Heidelberger's 7 Kräuter-Stern

✓ Heilerde (z. B. Grüne Mineralerde oder AION A)

✓ OPC (ein Extrakt aus der Weintraube)

✓ Heilpilze

✓ Rhodiola Rosea (gegen Stress)

✓ Ginseng

✓ Homöopathische Mittel

✓ Bach-Blüten

Mit meinem Buch wollte ich keinesfalls die moderne Medizin schlecht machen. Sie hat meiner Ansicht nach ihre Daseinsberechtigung hauptsächlich in den akuten Fällen. Unfälle, Blinddarmentzündungen, akute Infektionen, Bandscheibenvorfälle usw. sind ganz klar die Domäne der Schulmedizin. Hier hat es in den vergangenen 30 Jahren, gerade was Operationen betrifft, enorme Fortschritte in der Medizin gegeben. Doch die akuten Fälle machen nur ca. 20 Prozent aller Krankheitsfälle aus.

Der weitaus größere Teil ist der Bereich der chronischen Erkrankungen: Krebs, Arthrose, Rheuma, Diabetes, Herz-Kreislauf-Krankheiten, Alzheimer, Parkinson, Multiple Sklerose, Allergien, Bluthochdruck, Migräne und so weiter. Bei den 80 Prozent chronischen Erkrankungen erweist sich die moderne Medizin als recht hilflos, zu teuer und ineffektiv. Die Behandlungen sind meist symptombezogen und nicht lösungsorientiert. Nach Ursachen wird kaum geforscht. Dabei ist seit über 10 Jahren bewiesen, dass naturheilkundliche Methoden kostengünstiger, wesentlich effektiver und nachhaltiger sind. Prof. Dr. med. K.P. Schlebusch hat an der Universität in Essen im Zeitraum von 1992 bis 1998 eine umfangreiche, vergleichende Studie durchgeführt. Betriebskrankenkassen großer Konzerne im Raum Essen, Köln und Bochum haben diesen Großversuch unterstützt.

Rund 500 austherapierte, chronische Kranke mit Asthma, Allergien, Rheuma, Wirbelsäulenproblemen, Autoimmun- und Schmerzerkrankungen, chronischer Erschöpfung, Infektanfälligkeit und weiteres mehr wurden naturheilkundlich von dem Ärzteteam rund um Prof. Schlebusch behandelt. Dabei kamen u.a. Homöopathie, Akupunktur, biologische Zahnsanierung, Milieubereinigung, Pflanzenheilkunde und Vitamin- und Mineralstoff-präparate zum Einsatz. Der Erfolg konnte sich sehen lassen. Bereits nach vier Monaten trat eine vierzigprozentige Besserung der Beschwerden ein. Nach 18 Monaten lag die Heilungsrate bei 65 Prozent. Die Krankenhauskosten konnten um fast 50 Prozent gesenkt werden.

Wer glaubt, dass Politik und Krankenkassen diesen sensationellen Erfolg begeistert aufgenommen hätten, der irrt. Nichts von den Naturheilverfahren wird in Krankenhäusern praktiziert. Seit über 10 Jahren werden die Ergebnisse von Prof. Schlebusch von offizieller Seite totgeschwiegen. Würde man konsequenterweise Naturheilverfahren praktizieren und von Seiten der Krankenkassen auch bezahlen, ließen sich im Gesundheitswesen geschätzte 100 Milliarden Euro jährlich einsparen. Ein Skandal, der uns auf die Barrikaden treiben sollte!

Da von Seiten der Politik und leider auch von Seiten der Krankenkassen keine Änderung des Systems zu erwarten sind, müssen Sie, lieber Leser, selbst etwas für Ihre Gesundheit tun. „Eigenverantwortung" heißt das Losungswort. Die meisten „Lebensmittel", die ich in diesem Buch vorstelle, kosten nur zirka einen Euro am Tag. Ein QuickZap-Gerät kostet weniger als eine Woche Aufenthalt in einem Wellnesshotel. Der Effekt einer Wellness-Woche verpufft jedoch recht schnell. Die PowerTube, die meiner Meinung nach in jeden Haushalt gehört, begleitet Sie ein Leben lang. Praktizieren Sie das, was Sie auf den vorherigen Seiten am meisten angesprochen hat, das wird das Richtige für Sie sein. Selbstverständlich gibt es noch weitere Bereiche, die für unsere Gesundheit wichtig sind. Ein pflanzliches Mittel ersetzt keine Bewegung. Sie können eine zerrüttete Ehe auch mit einem Vitaminpräparat nicht in den Griff bekommen.

Unsere Psyche und ungelöste seelische Konflikte haben einen großen Einfluß auf unser Wohlbefinden. Da kann Ihnen am besten ein Lebensberater oder ein Heilpraktiker / Arzt / Psychologe weiterhelfen.

Als Gesundheitsberater habe ich das vorgestellt, was sich in den letzten 10 bis 20 Jahren bestens bewährt hat. Das Buch hilft Ihnen, die Spreu vom Weizen zu trennen. Das Angebot an Naturheilmittel ist für den Laien unüberschaubar geworden. Somit war es mein Bestreben, mich auf das Wesentliche zu konzentrieren.

Möge Ihnen dieses Buch ein wertvoller Begleiter für eine gute Gesundheit und optimale Vitalität sein.

Ihr Reiner Otto Schmid

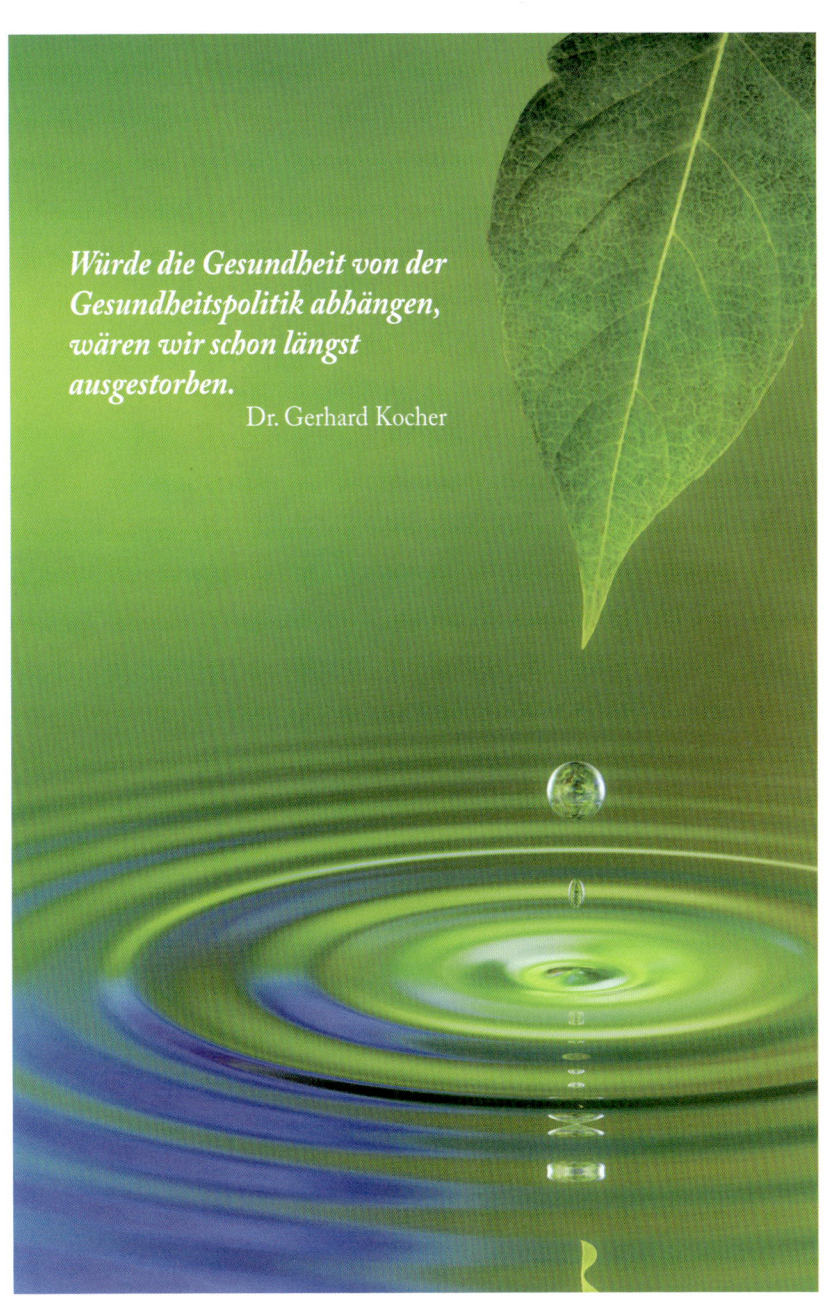

Würde die Gesundheit von der Gesundheitspolitik abhängen, wären wir schon längst ausgestorben.

Dr. Gerhard Kocher

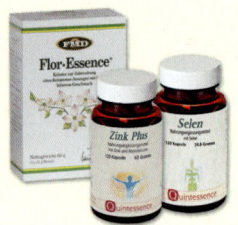

Das Beste für Ihre Gesundheit:

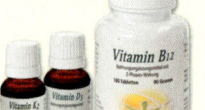

✓ Flor·Essence®

✓ Mineralstoffe und Spurenelemente

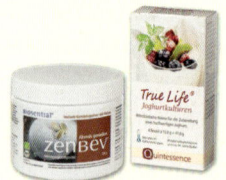

✓ Natürliche Vitamine

✓ Gesundheitsliteratur

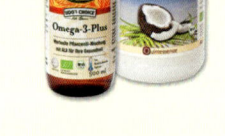

✓ Weizen-, Gersten- und Dinkelgras

✓ Basenprodukte von Jentschura

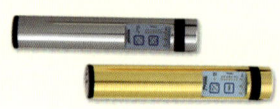

✓ Gesunde Öle in Top-Qualität

✓ QuickZap®-Geräte

und viele weitere Gesundheitsprodukte

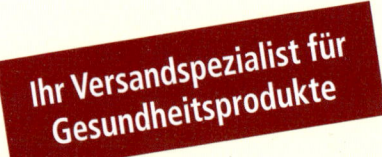

Ihr Versandspezialist für
Gesundheitsprodukte

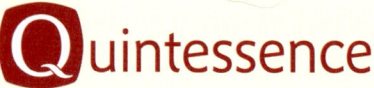

Quintessence

Wissen, was gut tut.

Wolfegger Straße 6 | 88267 Vogt | Tel. 0 75 29-973 730
Fax 0 75 29-973 740 | www.natuerlich-quintessence.de